外来でよく診る

病気スレスレな症例への生活処方箋

エビデンスとバリューに基づく対応策

東京慈恵会医科大学教授・分子疫学研究部
浦島充佳

医学書院

著者紹介

浦島　充佳（うらしま　みつよし）

東京慈恵会医科大学教授・分子疫学研究部
小児科専門医，公衆衛生修士，医学博士
http://dr-urashima.jp

1986年東京慈恵会医科大学卒業後，同附属病院にて白血病や骨髄移植を中心とした小児がん医療に献身。1993年医学博士。世界で最初に小児白血病を抗がん薬で治したハーバード大学ダナ・ファーバーがん研究所に1994～1997年留学。治療より予防が重要という医の原点に立ち返り，1999～2000年ハーバード大学大学院に2度目の留学をする。その際，医師は薬の処方ができるのは当たり前で，食事や運動も処方できて一人前というハーバード大学の医師の言葉に感銘を受ける。帰国後，エビデンスを集め，自らこれを実践し，よいものは患者さんにも紹介するようになる。2013年より現職。愛知県安城市生まれ，東京育ち，剣道3段，東京マラソン7回完走。

〈ジェネラリスト BOOKS〉
外来でよく診る 病気スレスレな症例への生活処方箋
―エビデンスとバリューに基づく対応策

発　　行　2018年6月15日　第1版第1刷©
著　　者　浦島充佳
発行者　株式会社　医学書院
　　　　　代表取締役　金原　俊
　　　　　〒113-8719　東京都文京区本郷 1-28-23
　　　　　電話　03-3817-5600（社内案内）
印刷・製本　横山印刷

本書の複製権・翻訳権・上映権・譲渡権・貸与権・公衆送信権（送信可能化権を含む）は株式会社医学書院が保有します．

ISBN978-4-260-03593-4

本書を無断で複製する行為（複写，スキャン，デジタルデータ化など）は，「私的使用のための複製」など著作権法上の限られた例外を除き禁じられています．大学，病院，診療所，企業などにおいて，業務上使用する目的（診療，研究活動を含む）で上記の行為を行うことは，その使用範囲が内部的であっても，私的使用には該当せず，違法です．また私的使用に該当する場合であっても，代行業者等の第三者に依頼して上記の行為を行うことは違法となります．

JCOPY 〈出版者著作権管理機構　委託出版物〉
本書の無断複製は著作権法上での例外を除き禁じられています．複製される場合は，そのつど事前に，出版者著作権管理機構（電話 03-3513-6969，FAX 03-3513-6979，info@jcopy.or.jp）の許諾を得てください．

＊「ジェネラリスト BOOKS」は株式会社医学書院の登録商標です．

まえがき

　私は 30 代のとき椎間板ヘルニアを患いました。整形外科医からは手術を薦められましたが，これを断り数年間はコルセット生活でした。体重も増え，BMI も 29 kg/m² に達し肥満症，家内から睡眠時無呼吸を指摘されました。また病棟で患者さんの具合が悪くなると私のお腹の調子も悪くなり，いま思えば過敏性腸症候群でした。睡眠不足と過労が相まって血圧も 180/110 mmHg 超まで上昇し，血清脂質も総コレステロールは 240 mg/dL 以上，HDL-C は 30 mg/dL 以下とスタチンを使いはじめてもよいレベルでした。また 40 代ころから咳が出やすくなり，夜間咳込んで何度も起きてしまう慢性咳嗽の状態でした。父親と祖父は糖尿病で，私の血糖も若干高めです。まずいと思い，40 歳ころから運動を始めたら膝を痛めてしまいました。

　しかし，40 代より東京マラソンでの完走を目標とし，筋トレやランニングなどを週に 3〜5 回は取り入れ，ダイエットも摂取カロリーは制限せず外食の回数と炭水化物の摂取量を減らし，50 代までに体重を 10 kg 以上落としました。椎間板ヘルニアや膝関節症は手術をせずに完治，高血圧と脂質異常症は薬なしで治ってしまいました。睡眠時無呼吸，過敏性腸症候群，慢性咳嗽もいつの間にかなくなりました。病気が治っただけではなく，短い時間でも熟睡するせいか物忘れが減り，ポジティブな思考になるなどメンタルにもよい面が多くなったと感じています。ここ数年で，「生活習慣改善が心筋梗塞や脳卒中をはじめとした重大な疾患の発生を予防するだけではなく，全ての原因による死亡リスクも軽減する」といったランダム化比較試験やそのメタ解析，大規模観察研究に裏付けされたエビデンスが次々と『N Engl J Med』『Lancet』『JAMA』『BMJ』といった有名医学雑誌に報告されるようになりました。「薬や手術に頼らずとも多くの病気は治癒し得る」という個人的な経験が科学的エビデンスで裏づけされた形です。

　私は小児科専門医ですが，10 年以上前から出張病院で小児だけではなく，成人の方も診察しています。もちろん重大な病気が疑われれば専門医を紹介します。しかし，多くの患者さんは，私と同じように，咳がなかなかとれな

い，腰や膝が痛む，血圧や血清脂質，血糖値が高めと健診で指摘された，夜眠れないといった症状で来院されます。しかも，できれば薬を使わないで治したいと考えている方が大多数であることに気付きました。そのようなときに，私の運動や食事の工夫で病気を克服した体験などを交えて，エビデンスを紹介すると，多くの方は目を輝かせて「早速やってみます」と宣言してくれます。

　本書では「まず薬を使わず運動や食事だけで病気をよくしたい」といったバリューを持つ患者さんで，医学的にもまずは生活習慣の改善を優先させた方がよいであろう場合，特に病気スレスレ，あるいは軽症の病気にどのような生活の処方をするか？というテーマでまとめてみました。診察室で繰り広げられる会話は，仮に病名が同じであったとしても，全て違うでしょう。そのため，生活処方箋の内容は患者さんによって異なってしかるべきです。したがって，どれが正しい生活処方箋で，どれが間違いというものではありません。ただ，先生方の外来診療で使えるフレーズやエビデンス，処方内容があれば幸いです。

2018 年 5 月

浦島充佳

目次

まえがき iii

イントロダクション

病気スレスレな症例への生活処方箋―エビデンスとバリューに基づく対応策
.... 2

外来でよく診る病気スレスレな症例への生活処方箋
―エビデンスとバリューに基づく対応策

第1章【高血圧症】
血圧が高めなので薬を飲んだほうがいいですか？ 8

第2章【脂質異常症】
健診で血清脂質の異常を指摘されました．心筋梗塞や脳卒中が心配です．
　検査値をよくする方法はありますか？ 22

第3章【肥満症】
体重を減らしても，すぐにリバウンドしてしまいます 35

第4章【糖尿病】
健診で血糖値がやや高いことを指摘されました．糖尿病は予防できますか？
.... 49

第5章【慢性閉塞性肺疾患（COPD）】
階段を昇るときや歩いているとき，息が上がります 62

第6章【閉塞性睡眠時無呼吸（睡眠時無呼吸症候群）】
寝ているとき「いびきがうるさく，時々息が止まる」と妻に指摘されました 74

第7章【過敏性腸症候群】
左下腹部の痛みと，軟便が数カ月続いています 88

第8章【一過性脳虚血発作】

軽い脳卒中を起こしましたが無事に退院できました ……………………… 101

第9章【安定狭心症】

運動時に胸骨の下あたりに違和感があります ……………………………… 115

第10章【骨粗鬆症】

保健所で骨の検診を受けたら骨粗鬆症と言われました ………………… 130

第11章【椎間板ヘルニア】

重いものを持ち上げたとき腰を痛めました …………………………………… 142

第12章【肩痛（肩インピンジメント症候群）】

お皿を棚の高いところに戻すとき肩が痛みます ………………………… 154

第13章【膝痛（膝の骨関節炎）】

階段の昇り降りをする際，膝が痛みます ……………………………………… 164

第14章【軽度認知症（認知症）】

最近よく物忘れをするんです ………………………………………………………… 176

第15章【がん】

大腸がんを予防したいのですが，スクリーニング検査を受ければ十分ですか？

…………………………………………………………………………………………………… 188

索引 ……………………………………………………………………………………………… 202

Theエビデンス

第1章	血圧がさほど高くない患者さんに降圧薬は不要（HOPE 3）…………… 17
	1日3gの減塩は，降圧薬使用に匹敵する ………………………………… 18
	DASH が降圧には最も効果的 ……………………………………………… 18
	それほど厳しい塩分制限は必要ない ……………………………………… 19
	過剰摂取を減らすのは効果的，しかし厳しい塩分制限は効果薄 ……… 20
	DASH＋運動が最強の降圧効果 …………………………………………… 20
第2章	座っている時間が長い人の運動不足は，どれくらい運動すれば解消されるのか？… 31

ゆっくり長い時間ジョギングするのと，速く短い時間走るのとではどちらがよいか？ ……………………………………………………………………………………………… 32

運動しすぎもよくないのでは？ …………………………………………………………… 33

第3章 低脂肪・低炭水化物・地中海料理ダイエット，それぞれのダイエットの特徴は？
……………………………………………………………………………………………… 45

本当にアトキンスダイエットがいちばんよいのか？ ………………………………… 46

リバウンドしにくいダイエット法とは？ …………………………………………………… 47

第4章 メトホルミンと減量，どちらが糖尿病発症予防効果があるのか？ ………… 59

脂質は量ではなく質である ……………………………………………………………… 59

散歩は糖尿病発症を予防する！ ………………………………………………………… 60

第5章 定期的運動は COPD 4 年生存率を延長する ………………………………… 71

定期的運動は COPD 患者の入院・死亡リスクを 約 30% 下げる ………………… 71

PM2.5 やオゾンにみる大気汚染も COPD を増やしている ……………………… 72

第6章 睡眠時無呼吸の診断に専門医による終夜睡眠ポリグラフが必要か？ …… 83

CPAP は心血管イベントを防がない ……………………………………………………… 83

運動と食生活での症状改善 ……………………………………………………………… 84

口腔，下咽頭筋のトレーニング …………………………………………………………… 85

ディジュリドゥ ……………………………………………………………………………… 86

第7章 FODMAP の少ない食事とは？ ………………………………………………… 97

FODMAP の少ない食事で IBS の症状は改善 ……………………………………… 98

グルテンフリー食で IBS の症状は改善 ………………………………………………… 98

プラセボでも IBS の症状は改善 ………………………………………………………… 99

第8章 いまだに抗血小板薬（アスピリン，モカグレロール）（＋ジピリダモール）の
脳梗塞予防効果は大きい ……………………………………………………………… 110

TIA あるいは脳卒中後の適正血圧とは？ …………………………………………… 110

週に 3 回以上の激しい運動または週 5 回以上の中等度の運動が有効 ………… 111

野菜，果物，玄米，減塩が基本 ………………………………………………………… 112

ロカボが有効 ……………………………………………………………………………… 113

過労は脳梗塞のリスクである …………………………………………………………… 113

第9章 野菜，果物，豆は心血管疾患以外の疾患による死亡率を抑制する ……… 125

高脂肪，低炭水化物が死亡率を減らす ……………………………………………… 125

毎日運動することが大切 → 休日まとめて運動し過ぎは逆効果 ………………… 126

第10章 日常的身体運動の効果 ………………………………………………………… 138

筋トレの効果 ……………………………………………………………………………… 138

減量＋有酸素運動はかえって骨密度を下げる ……………………………………… 139

転倒予防には，バランス練習が最も効果的 ………………………………………… 140

転倒予防には，ビタミン D も有効 …………………………………………………… 140

第11章 坐骨神経痛を伴う椎間板ヘルニアに手術は有効か？ …………………… 151

急性腰痛時はベッド上安静か，それとも身体を動かしたほうがよいのか？ …… 151

急性の椎間板ヘルニアでは安静にするべきか？ …………………………………… 152

慢性腰痛に対する鍼治療は有効か？ ………………………………………………… 152

慢性腰痛でストレッチや筋トレは禁忌か，奨励か？ ……………………………… 152

慢性腰痛に対するマインドフルネス・ストレス軽減法，認知行動療法，
一般診療の効果比較 ·· 153
再発予防 ··· 153

第12章 肩関節へのステロイド局所注射は有効か？ ··· 162
慢性インピンジメントに肩の運動療法は有効か？ ····································· 162

第13章 半月板変性断裂に対して手術するべきか？ ··· 172
膝の骨関節炎に対して食事療法，運動療法，どちらが有効か？ ··········· 172

第14章 アルコールは海馬を萎縮させる ··· 183
運動不足が先か，認知機能低下が先か？ ··· 183
最近注目の食事療法：MIND とは？ ·· 184

第15章 便潜血検査による大腸がんスクリーニングは有効か？ ······················ 197
S 状結腸内視鏡検査を受ければ長生きできるか？ ·································· 198
赤身肉，加工肉，レバーは大腸がんの発症リスクである ························· 198
運動で大腸がん発症を予防できる ·· 199
大腸がんになった場合でも再発・死亡を予防できる ································ 199

ブックデザイン：菊地昌隆（アジール）

イントロダクション

イントロダクション

病気スレスレな症例への生活処方箋
―エビデンスとバリューに基づく対応策

患者さんのバリューに基づく医療の実践

　1990年代，医師の経験に基づいて治療するのではなく，患者さんに対して科学的根拠（エビデンス）に基づいて医療を実践することが推奨されました（Evidence-based Medicine：EBM）。その後，患者さんの治療に対する希望や価値観，すなわちバリューも加味されるべきだという考えが示されました（Value-based Medicine：VBM）。特に近年癌などの難病治療薬として登場した分子標的薬は薬代だけで患者1人当たり年間1千万円を超えます。また重篤な副作用も稀ではありません。しかし，生存期間は3カ月も延びません[1]。つまり臨床効果，副作用のリスク，費用の3つの要素で決めるべきではないかということで，にわかにVBMが再注目されるようになりました[2]。

　薬剤は二重盲検ランダム化比較試験（RCT）で降圧薬であれば血圧が下がる，スタチンであればコレステロール値が改善すれば市販されます。しかし，最近これらの薬剤の長期使用成績が明らかになってきました。期待とは裏腹に，必ずしもすべての原因による死亡を抑制するものではありませんでした。一方，RCTのメタ解析や万単位の大規模研究により，「運動や食事療法はすべての原因による死亡を抑制しうる」ことが有名医学雑誌に示されつつあります。

　生活習慣を変えた場合の心血管疾患や死亡の抑制効果のエビデンス，薬剤を使ったときに血圧が下がるといった短期的効果だけでなく心血管疾患発症抑制や総死亡予防などの長期効果，副作用のエビデンスを同時に提示します。医療費まで提示できれば，なおよいでしょう。すべての選択肢とそれぞれのベネフィットとリスクを示したうえで，治療は患者さんの希望や価値観，すな

わちバリューに従って選択されるべきです。

生活処方箋という考え方

　処方箋というと薬です。これに対して，本書では食事や運動などの生活習慣を処方するという考え方，すなわち「生活処方箋」を提唱したいと思います。「生活処方箋」では単に「もう少し体重を減らさないといけませんね」とか「塩分を控えめにしてください」，「日常生活で運動を取り入れるように」といった曖昧な表現ではなく，患者さんと相談しながらできる範囲で，例えば「1日の食事総摂取カロリーから 500 kcal 減らす」や「1日の食生活の中から塩 3 g を減らす」，「週に 5 日以上, 1 日 30 分散歩する」といった具体的な内容を処方箋に書いて指示します。患者さんの日常生活に合わせて，「毎日夕方に食べる牛丼を一つまみのナッツに替えてみてください」など，さらに踏み込んだ内容の方が実践しやすいかもしれません。

　生活処方箋の特徴は基本的に副作用がなく，日常的な生活費の中で実施可能なためコストもかかり難いという特徴があります。また，薬物治療と併用することもできます。しかし，体力を無視した運動は怪我のもとですし，スポーツジムに入会すれば費用も発生します。また，肉や有機野菜，果物を中心とする食材選びはそれなりに割高です。しかしながら高額医療に比べれば微々たるものでしょう。

行動変容を促進する

　薬であれば大概服薬してくれますが，生活処方箋の場合，そう簡単にはいきません。患者さんに行動変容を強いるわけですから，医師側も診療スタイルを工夫する必要があります。7 つのポイントを指摘したいと思います。

1. 共感をもって患者さんの話を傾聴する
　人工知能 (AI) は医師に取って代わるでしょうか？ 情報検索やデータ分析においては AI の方が人より優れているでしょう。しかし，医師は患者さんの苦しみを自分のものとして共感することができます。この点，ヒポクラテスの紀

病気スレスレな症例への生活処方箋―エビデンスとバリューに基づく対応策　3

元前から，科学的エビデンスに基づき医療技術が進化した現代，そして AI が医療の一部を担う将来も変わることはありません。

　生活習慣が乱れはじめた過去にさかのぼって，共感をもって患者さんの物語を傾聴すれば，その患者さんに合った解決法がみえてきます。話の行間に職場や家庭で問題を抱えていることに気づくことも少なくはありません。このような場合，型どおりの処方をしても患者さんはよくなりません。むしろ，生活処方箋の方が有効でしょう。逆に，通常の診療で処方され，薬が効かないと感じた患者さんは次々と主治医を変え，挙句の果てに副作用で苦しんだり，検査漬けになったりするかもしれません。「何をやってもだめなら，患者さんの話を聞け」とは，現代医療にも通じる皮肉です。

2. 患者さんの「好み」を把握する

　「好きこそものの上手なれ」で，誰でも好きでやっていることは一生懸命になりますし，それに関して勉強したり工夫したりするので，自然に上達するものです。例えば患者さんに運動を奨める場合，ダンスが好きであれば，これを促します。楽しみながら運動できるので，長続きします。ですから，それぞれの患者さん特有の「好み」を素早く把握することによって，患者さんに合わせた生活習慣を処方することができます。逆に本人の「好み」に合わない生活処方箋を出しても実行されなかったり，中断されたりするでしょう。

3. 生活処方箋を自ら試す

　医師自身が薬を試すわけにはいきませんが，生活処方箋であれば医師自ら試すことができます。30 分のウォーキング，ジョギング，ストレッチ，コアの筋力強化，高蛋白低炭水化物食…この体験の種類が多ければ多いほど，患者さんのあらゆるバリューや好みに合わせて的確に新しい生活習慣の提案をすることができます。しかし何といっても，生活処方箋に対する医師の自信の表れが，患者さんの行動変容に対してとても強い説得力をもつでしょう。

4. 患者さん自身が主治医であると宣言する

　通常の医療現場では，「患者さんは病気や薬の効能をよくわかっていない。医師はわかっている。だから指導するのだ。」といったスタンスをとることが多い

と思います。一方，生活処方箋の場合，患者さんにどの生活習慣をどのように変えるのか，その頻度など，自らが主治医となって決めてもらいます。主導権を医師から患者さんに移譲してしまうのです。行動は受動的ではなく能動的でないと変容しないからです。例えば以下のように宣言してしまうのもよいかもしれません。

今日から○○さんご自身が主治医として自分の体重をコントロールしなくてはだめですよ。私はあくまでアドバイザー役に徹します。○○さんは今どういう減量法を考えていますか？

そして，「自信のほどは何％くらいですか？　絶対無理を0%，絶対できるを100%としたときはどうでしょうか？」と問い，「60%」以上であることを確認します。60%未満であれば，生活処方箋を見直します。また，「なぜ70%ではなくて50%なのですか？」と質問することによって行動変容に対する障壁が見えてきます。ゴールは最初から高いところを目指すのではなく，最初のゴールは低めに設定します。自信がついたところで次は少し高めのゴール，といった具合に徐々にゴール設定を上げていきます。医師は山岳ガイドのように，本人の体力と道の険しさに配慮しつつ，道に迷ったら正しい方角をアドバイスします。そして山頂（ゴール）を目指してともに歩み，成功をともに祝う存在に徹します。

5. 患者さんを肯定し勇気づける

「最近体重が増えてきたので，甘いものを控えた方がよいのは判っています。過去，甘いものをがまんして体重も2～3 kgは減るのですが，誘惑に負けていつも失敗してリバウンドしてしまいます。」というのはありがちなコメントです。生活習慣を変えた方がよいことは頭ではわかってはいるけど，行動変容に移せないということです。このような状態で，「このままだと糖尿病になってしまいますよ。なんでこんな簡単なことができないのですか？」と叱咤しても事態は好転しません。

医療者は「できない」，「数値が悪化している」といった「ネガティブ」なことを指摘しがちです。そうではなく，「甘いものをがまんして体重も2～3 kgは減

らすことができた，しかも何度も成功している」と「ポジティブ」な面に光を当てます。そして，どのような誘惑がリバウンドのきっかけであったかを分析すれば，次の戦略を立てることができます。

　患者さんを否定することなく，肯定し，勇気づけることで，患者さんのやる気を引き出すことができます。

6. ネガティブ思考からポジティブ思考に変換を促す

　コップに水が半分入っていて，ネガティブ思考の人は「半分しかない」と感じますし，ポジティブ思考の人は「半分もある」と感じます。生活処方箋を出しても行動変容に至らない場合，ベースにネガティブ思考が潜んでいるかもしれません。これはうつ病の患者さんにも共通してみられます。

　例えばダイエットに1回失敗しただけで，「永遠にうまくいかない」と思ってしまう。そして「私は負け組だ」とネガティブなレッテルを貼ってしまう。しかし，ネガティブ思考は練習によりポジティブ思考に変えることができます。

7. 精神療法的要素を取り入れる

　高血圧の原因は睡眠不足とドカ食いにあり，その上流には仕事上のストレスがあるとします。現代医療では，高血圧には降圧薬，不眠症には睡眠薬といった具合に対症療法的な治療が行われます。しかし，ストレスの大元を同定し，これを解決できれば，薬を飲まなくてもすべてが快方に向かうでしょう。

　ところが，ストレス源が不明確であったり，避けようのないストレスもあるでしょう。そのような場合，精神療法的要素を取り入れるとよいかもしれません。本書ではその詳細を記述しませんが，認知行動療法や，動機づけ面接，マインドフルネスなどは外来診療で使える場面が多々あります。

[文献]
1) Borghaei H, et al : Nivolumab versus Docetaxel in Advanced Nonsquamous Non-Small-Cell Lung Cancer. N Engl J Med 373 : 1627-1639, 2015
2) Young RC : Value-Based Cancer Care. N Engl J Med 373 : 2593-2595, 2015

外来でよく診る

病気スレスレな
症例への
生活処方箋

エビデンスとバリューに基づく対応策

第1章　高血圧症

血圧が高めなので薬を飲んだほうがいいですか？

CASE

主訴　健診で血圧高めと指摘され，家で測っても上の血圧が140 mmHg前後です．薬を飲んだほうがよいでしょうか？

症例　45歳男性．BMI＝27．腹囲92 cm．血圧は3回測定し平均142/88 mmHg．健診で数年前より血圧高めを指摘されるようになるも，医療機関を受診せずに様子をみていた．脂質異常症，糖尿病，睡眠時無呼吸を含め合併症はなし．家族歴は母親が高血圧だが合併症はなし．

高血圧の診断は収縮期で140 mmHg以上，かつ/または拡張期で90 mmHg以上なので，この患者さんは高血圧（Ⅰ度）と診断できます．しかし，合併症はなくリスクは過体重しかないので，心血管疾患低リスク群です．

治療のエビデンス

降圧薬の適応はないが血圧高め〜高血圧で心血管リスクのある患者さんにおいて

- △　＜144 mmHg　降圧薬の心血管疾患予防効果なし（➡p17 治療❶）
- ◎　144 mmHg≦　降圧薬の心血管疾患予防効果あり（➡p17 治療❶）
- ◎　高リスク患者への降圧薬には心血管疾患予防効果あり．しかし副作用，特に慢性腎疾患を来たしやすい．[1]
- ✕　血圧120 mmHg未満に降圧薬で下げるとかえって死亡率が上昇する[2]

8

☆ 降圧薬を使う場合，血圧は 120～140 mmHg の範囲にコントロールするのがベスト[2]

生活のエビデンス

収縮期血圧減少幅

◎ **DASH*** ⎯⎯⎯⎯⎯⎯⎯⎯⎯⎯⎯⎯ ⇩8～14 mmHg（➡p18 生活❷）
果物・野菜を多く
飽和脂肪酸を少なく

*DASH : Dietary Approaches to Stop Hypertension（➡p20）

◎ **運動** ⎯⎯⎯⎯⎯⎯⎯⎯⎯⎯⎯⎯⎯⎯⎯⎯ ⇩4～9 mmHg（➡p20 生活❻）
1日少なくとも 30 分の有酸素運動

◎ **減塩** ⎯⎯⎯⎯⎯⎯⎯⎯⎯⎯⎯⎯⎯⎯⎯⎯⎯ ↓3 mmHg（➡p20 生活❹）
1日 3.75 g の塩分（1,500 mg のナトリウム）に抑える

○ **飲酒** ⎯⎯⎯⎯⎯⎯⎯⎯⎯⎯⎯⎯⎯⎯⎯⎯⎯ ↓2～4 mmHg
男性 2 杯/日，女性 1 杯/日

○ **減量** ⎯⎯⎯⎯⎯⎯⎯⎯⎯⎯⎯⎯⎯⎯⎯⎯⎯ ↓3 mmHg
体重を 4～8% 減らす

（文献 3 より）

　高血圧に対する処方箋としては減塩が一般的だが，野菜・果物を食事全体のボリュームの半分以上にするだけで，最も効果的に血圧を下げることができる。その理由として，野菜・果物にはナトリウムがほとんど含まれず，食物繊維やカリウムが多い点が挙げられる。また，ボリュームがあるので空腹を満たしてくれるのに加え，飽和脂肪酸を少なく，オリーブオイル，魚，ナッツなどに含まれる不飽和脂肪酸を多く摂取することにより LDL コレステロールを下げ，HDL コレステロールを上げることができ，動脈硬化を予防する。これが DASH の基本となる。次に有効なのが有酸素運動である。

患者さんの生活習慣 2年前より，仕事が外勤から内勤に変わり中間管理職となってから体重が5kg増えたという。外食や間食が多く，塩分摂取過剰が疑われた。非喫煙者。飲酒（ハイボール）は週に平均0～4杯程度。

まだ年齢も若いので，食生活を見直し，運動習慣を身につけることにより血圧と体重の適正化を試みます。それでもなお血圧が上昇傾向を示したときに降圧薬投与を検討するのでも遅くはありません。

まずは外食・間食の回数を減らすのではなく，野菜・果物・ナッツに代替することで，空腹をがまんすることなく1日の摂取塩分量を減らします。簡単な生活改善による降圧効果を体験させ，自信をもたせることが重要でしょう。患者さん自身が生活処方箋の効果を実感できると，前向きになってきます。前向きになったところで，本格的なDASHによる食事改善，本人の価値観（バリュー）に応じてDASHに運動などを組み合わせて発展させていきます。しかし，生活習慣の効果が出てくると，多くの患者さんが油断するのか，リバウンドしてしまいがちです。このリバウンドを予防するためには，月に1回診察し，短期間の成果を評価しながら，ゴールの微調節を図ります。なぜなら，「1カ月後に評価される」というよい意味での緊張感で生活習慣を維持できるからです。生活習慣改善に手こずりそうな，あるいは手こずる場合には最初の半年は月に2回インテンシブに外来でフォローするとよいでしょう。

\ Value Talk /

バリュー・トーク

　この患者さんは「降圧薬を開始する前に生活習慣を改善するところから始めてみたい」という価値観（バリュー）をもっていることがわかりました。だからといって，医師が一方的に「塩分を減らしてください」とアドバイスするだけでは，患者さんは容易にはこれを実践してくれません。

　まず，患者さんの生活習慣のなかで何が血圧を上げる因子か，逆にどのような行動変容が血圧を下げるのか，自ら気づかせることが重要です。医師が正解を知っていても，これを患者さん本人に悟ってもらうのです。また，栄養法のランダム化比較試験の結果なども盛り込んでバリューの許容範囲内で，実践できそうなところ，具体的には絶対無理を0%，絶対できるを100%とした場合に「60%以上できそうだ」というレベルからスタートするのが大切です。そして次の外来で実践できていればこれを賞賛し，その次の外来までのゴールをもう少し高く設定します。

第1回目の外来

1日3gの減塩で服薬と同等の効果に

🅳 **医師**　○○さんは今，すごくお腹が減っていると思ってください。この診察が終わってお昼ご飯を外で食べるとしたら何を食べたいですか？ 思いつくままに挙げてもらえますか？

🅟 **患者**　ラーメンか回転寿司，牛丼，うどん，ハンバーガー，ピザ，スープ屋といったところですね。だいたい1人で外食するとしたら，このどれかです。

🅓　夕方小腹が減ったときや，帰宅が遅くなるときなどはどうしていますか？

🅟　会社ではポテトチップスなどのお菓子をつまんだり，コンビニ弁当やカップラーメンを食べています。

🅓　○○さん，いずれの外食メニューも塩分が多いですね。今，挙げていただいたメニューすべて1食3〜7gの塩分を含んでいます。○○さんも，塩分のとり過ぎが血圧によくないことはご存知だと思います。1日3gの減塩をするだけで，薬を内服するのと同等の効果があるのですよ（➡p18 生活❶）。週に何回くらい外食しますか？（なお，ナトリウム1,000 mg＝塩分量2.54 g 相

当です）

Ⓟ　昼，間食，夜を含めて週7回くらいは外食しています。ということは，1日1回外食をがまんすれば，薬を飲まなくてもよいということですね？

Ⓓ　はい，そのとおりです。外食しないぶん，スーパーでバナナなどの果物と代替してもらうのでも十分です。間食はどうでしょうか？

Ⓟ　夜食も含めると1日1回か2回くらいですね。

Ⓓ　外食を週に何回くらいまで減らせそうですか？　また間食についてはどうでしょうか？

Ⓟ　週7回の外食を4回減らして週に3回くらいにできそうです。間食なども半分にはできると思います。

Ⓓ　絶対無理を0％，絶対できるを100％としたときの自信のほどは何％くらいですか？

Ⓟ　50％くらいでしょうかね？

Ⓓ　なぜ60％ではなく，50％なのですか？

Ⓟ　仕事の合間の外食や，寝る前の夜食は楽しみの1つだものですから。付き合いもありますし……。

Ⓓ　私も数年前は今より7〜8kg体重があったのですが，○○さんのように外食や夜食が楽しみでした。しかも血圧も○○さん以上に高かった。ですから○○さんの気持ちがよくわかります。外食，スナックなどの間食，夜食を1日1回減らすのではなく，小腹が減ったときは塩分の入っていないナッツをつまむようにしてみてはいかがでしょうか？　もちろん果物や野菜スティックなどでもOKです！　果物・野菜・ナッツなどに置き換えるという条件であれば，自信は何％でしょうか？

Ⓟ　1日1回，「食べない」のではなく健康的な食品に「置き換え」ればよいのですね？　それなら80％くらいかな？

Ⓓ　○○さんならできます！　では，生活処方箋を書きますのでサインをお願いします。あと，ドレッシングやマヨネーズは結構塩分もカロリーもあるので，なるべく使わないでくださいね。例えば小皿にオリーブオイルをたらし，少しだけ塩をふって野菜をつけて食べるとか…我流ですが…。

12　第1章　高血圧症

［今回の生活処方箋］

処方箋

#1　外食，おやつ，間食，軽食を1日1回，果物，野菜，ナッツに替える。
1カ月後受診まで有効

Ⓓ　では1カ月後にお目にかかります。

1カ月後の外来

食事のたびに果物・野菜をとる食習慣を

Ⓓ **医師**　血圧が131/85 mmHg，体重も1 kg以上減りましたね。○○さん，快挙ですよ。一体何をされたのですか？ 外食や軽食を1日1回代替しただけで，こんなに減るとは思えませんが……。

Ⓟ **患者**　最初は処方箋のやり方から始めたのですが，結構すんなりできてしまったので，さらに拡大して1日3 gの減塩をほぼ毎日実行できています。スーパーなどで食材を買うときも必ずパッケージの裏面に書いてある塩分量をチェックする習慣がつきました。それに，インターネットで調べると塩分量がでていますから……おもしろいことに，同じ食材でも塩鮭辛口1切れが5 gの塩分を含んでいるのに対して塩鮭甘口では2 gですから，辛口を甘口にするだけで好きなものを食べつつ1日3 gの減塩ができます。パルメザンチーズを非熟成のフレッシュタイプのクリームチーズやモッツァレラチーズに，アスパラガスを缶詰ではなくフレッシュなものに替えて減塩するというのも最近発見したよい例です。さらに，家族や同僚とのつき合いで外食する際も食べる量を減らしてみました。大盛は頼まないとか，腹八分目でおしまいにするとかです。以前は塩分濃度など全く気にしていなかったのですが，だんだん舌が薄味に慣れてきたせいか，塩分が濃いとわかるようになってきました。

Ⓓ　○○さん，すばらしいです。

Ⓟ　先生，もっとがんばってみようと思います。具体的にどんな食事が血圧によいのでしょうか？

バリュー・トーク　13

〇〇さんは普段1日で野菜や果物をとる機会はどれくらいありますか？ 果汁ジュースやポテトサラダは1皿に含めないでください。これらは太りますから…

　　そうですね…… 受診前，野菜や果物はめったにとりませんでした。最近代替でとる量は増えたとは思いますが，野菜は1日1回，果物も1日1回とるかどうか，といったところでしょうか？ それもほんの少量です。

　　それでは肉類はどうでしょう？ 特に肉の白い脂肪の部分は好きですか？ あとは揚げ物などは？

　　肉は大好きですね。たいがいフィレではなく，ロースを注文します。牛丼，とんかつ，てんぷらも大好物です。

　　なるほど。血圧を下げる方法は塩分制限だけではありません。食事のたび，カリウムの多く含まれる果物，野菜を1皿ずつとるようにしてください。あるいは食事を運ぶトレイがあれば，その面積の半分以上は野菜か果物で満たすように心がけてくださいね。ただし減塩でないポテトサラダは含めませんよ。牛，豚，羊などの赤身肉や，揚げ物を極力避け，魚，豆腐，豆を蛋白源にして，野菜・果物ジュースも含めてお菓子・ケーキ類は無塩ナッツに置き換えられると，血圧がさらに下がります（➡p18 **生活②**）。これを高血圧に対する食事療法「DASH」と呼んでいます。できそうですか？

　　"ダッシュ"ですね。なんとかがんばってみます。

　　では，前回同様生活処方箋にサインをしてください。

[今回の生活処方箋]

処方箋	
#1　DASH	
#2　1日3g減塩	
1カ月後受診まで有効	

14　第1章　高血圧症

2カ月後の外来

過剰な減塩よりも運動をプラスする

D 医師　血圧が 126/80 mmHg です。○○さん，がんばりましたね！

P 患者　最初は今まで食べていたものが食べたくなる衝動にかられることもありましたが…… 肉や脂っこい食事を半分にしただけで，禁食にしたわけではありませんでしたし，外食や軽食もバナナやブドウに，夜，小腹がすいたときに食べていたポテトチップスをナッツや果物に，マヨネーズやドレッシングをオリーブオイルに変えたのですが，そんなに苦にはなりませんでした。

　でも，家の血圧計で測定していたのですが，最初の 2 週間はとても効果的だったものの，ここ 2 週間は下げ止まっています。もっと血圧を下げるにはどうしたらよいでしょうか？ さらに塩分摂取を控えようかと思いましたが，逆に塩分のとらなさすぎもよくないとネットニュースに書いてあったのですが，本当でしょうか？

D　本当です。「ナトリウム 1日 2,500 mg（食塩で 6 g）以下の摂取にとどめる」というのが今までの塩分制限の常識でしたが，どうやら 1 日 4,500 mg（食塩で 11 g）にするのがよく，多すぎもよくないが，少なすぎもよくないということが最近わかってきました。（➡p19 生活❸）。

P　これから忘年会シーズンや年末年始で，外での飲食の機会が増え血圧が上がってしまうのが心配です。かといってつき合いもあるので…… 食事以外に何かよい方法はないでしょうか？

D　塩分はこれ以上制限しても，今までのように順調に血圧を下げることはできないでしょう（➡p20 生活❹）。○○さんの場合，内勤への異動が運動不足を招き，体重増加と血圧上昇が同期しています。また，運動不足と肥満は動脈硬化をきたし高血圧の原因になります。一方，運動をして汗をかけば塩分を排出することにもなり血圧を下げてくれますし，血圧上昇の原因になりうるストレスや睡眠不足の解消にもつながります。実際，今までのダイエットに運動と体重コントロールを加えればさらに血圧が 5 mmHg 程度下がります（➡p20 生活❺）。WHO も現代人の運動不足に警鐘を鳴らし，中等度の運動を週に 150〜300 分，激しい運動であれば 75〜150 分実施することを推奨しています。運動はジムに通わなくても，家のまわりのジョギングや通

バリュー・トーク　**15**

勤時の早歩き，駅の階段の昇り降り，自転車通勤，週末の趣味の畑仕事やハイキングなどでも大丈夫ですよ。

P 体重が減るかはわかりませんが，がんばってみます。

［今回の生活処方箋］

> **処方箋**
>
> #1 DASH
> #2 減塩3g
> #3 運動＋減量

D 次回は1カ月後ですね。

―― そののち月に1回の受診を経て半年が経過した。

6カ月後の外来

「楽しみ」や「目標」を盛り込みリバウンドを防ぐ

D 医師 血圧が114/74mmHgです。○○さん，完璧に正常な血圧です。すばらしいですね！しかも体重も最初の頃より7kgも減っています。生活習慣のなかで，何を変えましたか？

P 患者 運動については，近所のジムに入会してトレッドミルを使って週に3〜5回は走るようにしています。しかし，トレッドミルは飽きますね。近くに大きな公園があるのですが，先週末はとてもきれいな青空だったので，そこに走りに行ってみました。結構大勢の人が走りに来ていて，つられて10kmも走ってしまいました。でも疲れるどころか，久しぶりにスッキリしましたね。

D ○○さん，ジョギングの楽しさに気づかれたようですね。血圧コントロールは多くの人で半年までは順調なのですが，その後リバウンドします。この先，今のよい状態を維持するためには，楽しくないと続きません。ですから，今後半年が正念場ですよ。「たとえば」の話ですが，来年△△で開催されるハーフマラソンに出場しませんか？実は私もここ数年来走ることにはまっていて，3年前から△△ハーフを走るようになりました。目標があると続きますよ。

16 第1章 高血圧症

Theエビデンス

治療❶ 血圧がさほど高くない患者さんに降圧薬は不要（HOPE 3）

降圧薬の適応はないが，心血管疾患の将来リスク（①腹囲/ヒップ比が高い，②5年以内の喫煙者，③脂質異常症，④HDLコレステロール低下，⑤耐糖能異常，⑥薬物治療不要の軽症糖尿病，⑦軽～中等度の腎機能低下，⑧一親等の血族に心血管疾患の家族歴のいずれか1つ以上）をもつ人を対象として，ランダムに降圧薬（ARB＋利尿薬）かプラセボに振り分け，二重盲検法により心筋梗塞，脳卒中，突然死などの発生頻度を比較しています（Heart Outcomes Prevention Evaluation-3：HOPE 3）。この患者さんの血圧レベルでは，降圧薬を使用してもプラセボでも心血管疾患の発生頻度は同じでした。治験薬ランダム化前の収縮期血圧により3等分し，サブグループ解析を行ったものを図1に示します〔比較

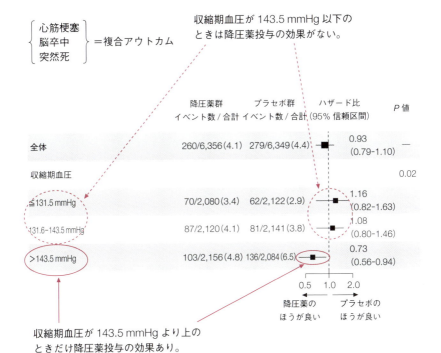

図1　収縮期血圧143 mmHg以下では降圧薬の効果を期待しにくい
(Lonn EM, et al：Blood-Pressure Lowering in Intermediate-Risk Persons without Cardiovascular Disease. N Engl J Med 374：2009-2020, 2016 より改変)

的血圧低め群(132 mmHg 未満), 前高血圧群(132〜144 mmHg), 高血圧群(144 mmHg 以上)〕。このケースは前高血圧群にあたります。収縮期血圧が 144 mmHg 以上の場合, 降圧薬を投与すると心筋梗塞, 脳卒中, 突然死のリスクが 27% 低下(RR:0.73)していました。一方, 比較的血圧低め群および前高血圧群では, 降圧薬を使用してもプラセボでも心血管疾患の発生頻度はほぼ同じでした。

生活① 1日3gの減塩は, 降圧薬使用に匹敵する

1日3gの減塩をするだけで, 降圧薬を投与するのと同等の効果があります(表1)。

表1 生活習慣改善による年間心血管疾患の発生率減少割合(%)

	冠動脈疾患	心筋梗塞	脳卒中	死亡
1日の減塩量				
1 g	2.0〜3.3	2.6〜4.2	1.7〜2.7	0.9〜1.4
2 g	4.0〜6.4	5.1〜8.1	3.4〜5.3	1.7〜2.8
3 g	5.9〜9.6	7.6〜12.0	5.0〜7.8	2.6〜4.1
喫煙量を半減	3.7	11.9	4.4	4.3
BMI 5% 減量	5.3	8.0	0.7	2.0
スタチン使用	5.3	2.9	0.9	0.3
降圧薬使用	9.3	13.1	9.3	4.1

(Bibbins-Domingo K, et al : Projected effect of dietary salt reductions on future cardiovascular disease. N Engl J Med 362 : 590-599, 2010 より改変)

生活② DASH が降圧には最も効果的

図2は 459人の高血圧患者を通常食か DASH にランダムに振り分け, 8 週間様子をみたものです。果物と野菜を多めにとることを基本にしていますが, これに加えて飽和脂肪酸などの脂肪全体の摂取を控えるとさらに効果が上がります。

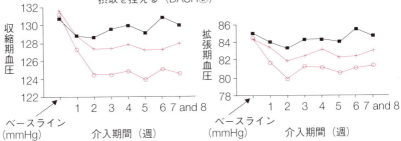

図2 DASHで血圧は下がる
(Appel LJ, et al : A clinical trial of the effects of dietary patterns on blood pressure. DASH Collaborative Research Group. N Engl J Med 336 : 1117-1124, 1997 より改変)

生活❸ それほど厳しい塩分制限は必要ない

　13万3,118人の大規模前向き試験の検討によると,「ナトリウム1日2,500 mg（食塩で6.3 g）以下の摂取にとどめる」というのが今までの塩分制限の常識でしたが, 1日4,500 mg（食塩で11.4 g）にするのがよく, 少なすぎはかえってよくありません. 図3をみると, 高血圧の有無にかかわらず, 塩分摂取が少なすぎるとかえって死亡リスクを上げています. 高血圧（140/90 mmHg以上）がある場合, 1日のナトリウム量は4,500 mgが適切でしょう（図3a）. 一方, 高血圧がない場合, 塩分を多めにとってもリスクは上昇していません（図3b）. 4,500〜8,000 mgと安全圏は幅広です.

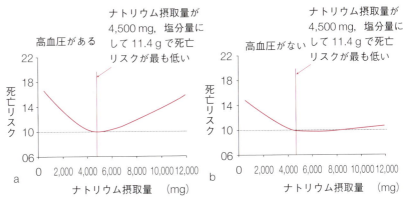

図3 ナトリウム摂取量は多すぎも少なすぎも良くない（ナトリウム1,000 mg＝塩分量2.54 g相当）

生活❹ 過剰摂取を減らすのは効果的，しかし厳しい塩分制限は効果薄

　412人の無作為比較試験より，DASHを維持しつつ，ナトリウム摂取量を1,500mg，塩分量にして3.75gに減らすと上の血圧が3mmHg，下の血圧が1.6mmHg今より下がります（図4）．しかし，塩分1日3.75gしか摂取しないというのは，かなり厳しい減塩食生活です．

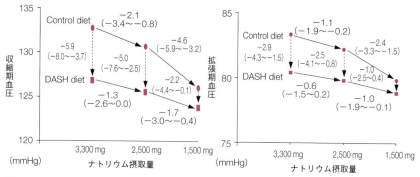

図4　DASH＋厳しい減塩でどこまで血圧を下げることができるか？
〔Sacks FM, et al：Effects on blood pressure of reduced dietary sodium and the Dietary Approaches to Stop Hypertension (DASH) diet. DASH-Sodium Collaborative Research Group. N Engl J Med 344：3-10, 2001より改変〕

生活❺ DASH＋運動が最強の降圧効果

　DASHに運動と体重コントロールを加えた無作為比較試験が図5です．このグラフは，144人の高血圧で薬を飲んでいないが血圧高目で過体重・肥満患者を普通の食事，DASH，DASH＋運動（10分ウォーミングアップ，30分自転車ないし歩行，5分整理体操を週に3回）＋減量（どのような食品を食べるべきかという話はDASHで，一方，食欲のコントロールの仕方を教える）の3群にランダムに振り分け，4カ月様子をみたものです．DASHで収縮期血圧が8mmHg下がっていますが，DASHに運動と減量を加えることでさらに5mmHg低下しています．

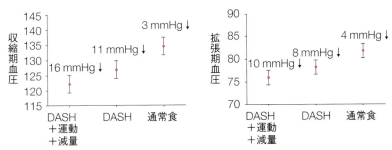

図5 DASH/運動/減量のすべてやると収縮期血圧が16 mmHg下がる
(Blumenthal JA, et al : Effects of the DASH diet alone and in combination with exercise and weight loss on blood pressure and cardiovascular biomarkers in men and women with high blood pressure : the ENCORE study. Arch Intern Med 170 : 126-135, 2010 より改変)

[文献]

1) SPRINT Research Group, et al : A Randomized Trial of Intensive versus Standard Blood-Pressure Control. N Engl J Med 373 : 2103-2116, 2015
2) Böhm M, et al : Achieved blood pressure and cardiovascular outcomes in high-risk patients : results from ONTARGET and TRANSCEND trials. Lancet 389 : 2226-2237, 2017
3) Viera AJ, et al : Management of mild hypertension in adults. BMJ 355 : i5719, 2016

第2章　脂質異常症

健診で血清脂質の異常を指摘されました。心筋梗塞や脳卒中が心配です。検査値をよくする方法はありますか？

CASE

主訴　健診で血清脂質の異常を指摘されました。ネットでは将来心筋梗塞や脳卒中になりやすいと書いてあります。検査値をよくする方法はありますか？

症例　41歳男性。身長176 cm，体重77 kg，BMI＝24.9。腹囲80 cm。血圧118/80 mmHg。LDLコレステロール129 mg/dL，HDLコレステロール36 mg/dL，中性脂肪144 mg/dL。空腹時血糖99 mg/dL，HbA1c 5.9%。その他の検査で異常値はない。身体所見で特記するべき徴候なし。既往歴なし。内服薬なし。家族歴は心臓病なし，父親と父方祖父が2型糖尿病，母親は脂質異常症のためスタチンを内服中。

診療のポイント / Point

HDLコレステロール低値（正常：40 mg/dL≦）で脂質異常症ですが，LDLコレステロールは境界域です（140 mg/dL以上で異常値）。血糖は正常範囲内ではあるものの高めで，家族歴から糖尿病発症リスクは高いとみるべきでしょう。26〜45歳で，血糖値は正常範囲ですが，高め（91〜99 mg/dL）で，中性脂肪が150 mg/dL程度あれば糖尿病発症のリスクが高まります[1]。中性脂肪は正常範囲ですが高目なので要注意です。

治療のエビデンス

△　スタチンは糖尿病のリスクを上げるかもしれない[2]

△　スタチンは白内障発症リスクや筋肉痛の頻度を増すかもしれない[3]

- ☆ スタチンは心血管疾患発症を予防する[3]
- ○ スタチンで LDL コレステロールを十分下げたあとの心血管疾患発症リスクは，HDL コレステロールが上がれば上がるほど低下する[4]
- △ CETP 阻害薬で LDL コレステロール，HDL コレステロールの値が改善されたからといって，心血管疾患を予防できるとは限らない[5]

生活のエビデンス

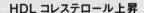
HDL コレステロール上昇

☆ **有酸素運動** ⇧5 mg/dL
HDL コレステロールを上げるだけではなく，糖尿病の予防にもなる。その先にある心血管疾患など多くの疾患を予防する。副作用なし[6]

○ **減量** ⇧2〜3 mg/dL
体重を 7〜8 kg 減量で HDL を上げる[7]

△ **低炭水化物ダイエットアトキンス** 0 mg/dL
低炭水化物ダイエットでは，HDL コレステロールの現状維持がせいぜい[8]

△ **飲酒** ⇧4 mg/dL
1 日アルコール 30 g（日本酒 1 合，ビール大瓶 1 本）で HDL コレステロール 4 mg/dL 上昇。しかし膵炎，肝機能障害，がんなどのリスクを上げるので勧めない[9]

× **喫煙** ⇩4 mg/dL
逆に禁煙することにより HDL コレステロールを上げるだけではなく，その先にある心血管疾患など多くの疾患を予防する[6]

　HDL コレステロールを上げるには有酸素運動が最も有効である。HDL コレステロールの数値を上げるだけではなく，その先にある心血管疾患のリスクを下げる点でも理にかなっている。ダイエットによる減量や食事療法は同じ脂質異常症のなかでも HDL コレステロールの低い人というよりは，LDL コレス

テロールの高い人に向いている。

患者さんの生活習慣　仕事は車通勤，デスクワークが中心なので，9〜17時までほとんど座っている。帰宅後はアルコールを飲みながらテレビで野球などのスポーツを観戦するのが好き。テレビは1日3〜4時間，アルコールは日本酒3〜4杯が平均。週末は家でテレビを見たり，郊外のショッピングモールに車で買い物に行ったりする。たばこは禁煙して10年くらいになる。食事は肉や揚げ物など脂っこいものが好き。

わが国だけではなく，世界中でこのような座り姿勢中心の生活をしている人が増えています。仕事のデスクワーク時間を変えられないのであれば，帰宅後ならびに週末の運動を加えていくしかありません。ただ，長続きさせるためには，好きなことで身体を動かすように仕向けていくべきでしょう。

\ Value Talk /

バリュー・トーク

LDL コレステロール，中性脂肪が高く，逆に HDL コレステロールが低いと動脈硬化を促進させ，心筋梗塞や脳卒中とそれに関連する死亡，いわゆる「脳血管疾患リスク」が高くなることは，医学界だけではなく，ネット情報の普及により今や一般人の常識にもなりつつあります。薬の内服を始めるべきか否かの相談で訪れたのですが，治療のエビデンスを説明したところ「私の場合，糖尿病家系なので，薬はやめておきます」ということでした。「学生時代スポーツをやっていましたが，社会人になって全くやめていました。平日夜や週末なら時間をとれそうなので，運動を再開してみようと思います」と，食事というよりは運動で心血管疾患を予防したいという価値観（バリュー）をもっているということがわかりました。

第1回目の外来

患者さんにとって抵抗のない方法で生活習慣の改善を図る

医師 〇〇さんは学生時代，何かスポーツをしていましたか？

患者 はい，野球，テニス，バスケットボール，水泳，陸上，結構なんでもやっていました。いつも今年こそは何かスポーツを始めようと思うのですが……スポーツをやめてから，かれこれ 20 年近くが経ってしまいました。

来週から始めるとして，どのスポーツだったらできそうでしょうか？

最近，会社の帰り道にスポーツ・ジムができて，気になっています。ネットで調べたら，トレッドミルや筋トレ用のマシンだけではなく，プールもあって，入会金もさほど高くはありません。先生の「週に 2 時間以上有酸素運動をすると，心筋梗塞になる確率が 1/3 になる[10]」というお話を聞いて，早速ジム通いを始めたいと思いました。

それはよいですね。1 回 45 分くらい走るか泳ぐとして，週に何回くらい通えそうでしょうか？

週に 2 時間以上とすると，月・水・金曜の週3回通えば 2 時間は超えますね？

絶対できるを100％として，絶対できないを 0％としたとき，実行可能

性はいくつですか？

P 80 % です。

D すばらしいです。でも最初は，トレッドミルで歩くくらいから始めてくださいね。急に若い頃と同じ調子で始めると，筋肉痛やら捻挫やらで身体を痛めて続かなくなるといけないので。では，この生活処方箋にサインをしてください。1カ月後にお会いしましょう。

[今回の生活処方箋]

> 処方箋
>
> #1　ジムで有酸素運動（1回 45 分，週に 3 回）
>
> 　　1カ月後受診まで有効

1カ月後の外来

週 4〜5 回の軽いジョギングで死亡リスクが低減

D 医師　ジムのほう，始めましたか？

P 患者　はい，早速始めてみました。だいたい週3日，主にトレッドミルで走っています。最初の頃は，ゆっくりと走っても息が上がってしまい，いかに運動不足かを自覚させられました。でも，最近，身体が慣れてきたように思います。

D　いいですね。家でテレビを見る時間は減りましたか？

P　ジムに行っている日は減りましたね。最近のトレッドミルはテレビを見ながら運動できるので，一石二鳥です。

D　○○さんは，どれくらいの速さで，どれくらいの時間，走れそうですか？

P　最近は時速 8 km でだいたい 45 分くらい走っています。結構，汗をかきます。これくらい運動すると夜もぐっすり眠れ，翌日疲れが残ることもなく，逆に仕事の効率も上がるようにさえ感じることがあります。

D　すばらしい。1日 8 時間の座り姿勢の人は，常に動き回っている人より死亡リスクが 59 % 高くなります。しかし，時速 8 km のジョギング45分を週

26　第2章　脂質異常症

に4〜5回できると，その死亡リスクが帳消しになります（➡p31 **生活❶**）。

Ⓟ　週3回に慣れてきて，そろそろ増やそうと思っていたところです。週末も含めれば週4〜5回はなんとか通えそうです。

Ⓓ　では，次の1カ月は時速8kmのジョギングを週に4〜5回のペースでやってみましょう。

[今回の生活処方箋]

処方箋

#1　ジムで時速8kmのジョギング45分を週4〜5回。
1カ月後受診まで有効

2カ月後の外来

運動量の指標・メッツ（METs）を活用する

Ⓓ **医師**　ジムのほう，どうですか？

Ⓟ **患者**　はい，生活処方箋どおりこなすことができました。むしろ身体が慣れてきてしまった感じです。最近では時速8kmで60分は走れるようになりました。でもトレッドミルで同じペースで長い時間走ると飽きてしまいますね。週に合計3時間走るのが限界です。何かよい方法はないでしょうか？

Ⓓ　トレッドミルが飽きてしまうということであれば，週末まとめて近くを走るとか，水泳，テニス，登山，ハイキング，エアロビクスなど好きなスポーツやレジャーで代替するというのはどうでしょうか？　週末のアウトドア・スポーツも含め1週間単位の運動量を合計で22.5〜40メッツ・時（METs・h）にすることを目指します。このことにより，全く運動しない人の死亡率に対して3〜4割も死亡率を低下させることができます（➡p32 **生活❷**，➡p33 **生活❸**）。

Ⓟ　メッツ・時とはなんですか？

Ⓓ　メッツ（METs）とは，安静時の酸素摂取量を1とした，各運動の必要酸素摂取量を表した指標で，おおよそ「走る時速＝メッツ」と覚えると便利でしょう。時速8kmで走れば，8メッツとなります。○○さんは現在時速8km

で週に3時間走っているわけですから，週24メッツとなります。つまり，先ほどの目標週22.5〜40メッツにすでに到達しているということです。アウトドア・スポーツなどほかのスポーツのおおよそのメッツ換算はネットなどで調べてみてください。どんな薬を飲むよりもよく効くと思いませんか？

Ⓟ　なるほど，趣味で身体を動かすことができれば，最高ですね。これなら，楽しみながらできるので長続きしそうです。まずは，近くに広い公園があるので週末などに走ってみようと思います。1周5kmで信号がないので，同じペースで長距離走れますから。

Ⓓ　すばらしい。それでは，外で走ることも加えて，週に合計22.5〜40メッツ・時を目指してみてください。すでにジムで達成できているので，さほど難しくはないと思います。

Ⓟ　了解しました。

［今回の生活処方箋］

> **処方箋**
>
> #1　週22.5〜40メッツ・時
> 　　運動の種類は問わない。
> 　　例：トレッドミル，近所のランニング，水泳，サイクリング，登山など。
> 1カ月後受診まで有効

3カ月後の外来

速く走れるほど死亡リスクは低減する

Ⓓ　医師　この1カ月はどうでしたか？

Ⓟ　患者　はい，ジムではトレッドミル30分と水泳30分とし，近所を走ったり，家族とハイキングに出かけたりして変化をつけてみました。今まで家と職場の往復で，常に仕事のことが頭を離れませんでしたが，汗を流したあとはすっきりするので，ストレス解消にはもってこいですね。だいたい週に35メッツくらいは身体を動かせていると思います。ところで，近所を走ったとき，大

勢のランナーをみかけましたが，皆とても速いのです。もう少し速く走れるようになりたいのですが，何かよい方法はありますか？

🩺 高強度インターバル・トレーニングがよいかもしれません。たとえば○○さんの場合時速8 km で1時間走れるので，ウォーミングアップしたあと，時速10 km で1 km 走り（6 分），時速6 km くらいで2 分間早歩き，これを3回以上繰り返してみてください。トレッドミルでもできますし，GPS 機能のついた時計を購入すれば速度と走行距離をみられるので，屋外でも練習可能ですよ。この練習方法が速く走れるようになるためにはいちばんの早道です[11]。そして，速く走れれば走れるほど死亡リスクは低減します（➡p32 生活❷）。できそうですか？

🅿 はい，がんばってみます。

［今回の生活処方箋］

【処方箋】

#1　高強度インターバル・トレーニング
　　時速10 km で1 km 走り，2 分間歩く。
　　上記を3 回以上繰り返す。
1カ月後受診まで有効

4カ月後の外来

死亡率を1/5 にまで低下させるインターバル・トレーニング

🅿 **患者** インターバル・トレーニング，効果的ですね！平日はジムで練習し，週末近所を走っているのですが，だいたい時速9 km で走れるようになりました。インターバルの速度を少しずつ上げていきたいと思います。どれくらいがゴールでしょうか？

🩺 **医師** 最終ゴールを時速13 km とし，少しずつ上げるとよいと思います。そうすると全く運動しない人に比べて死亡率を1/5 にまで減らせます[12]。また，運動量を増やしていくと安静時心拍数が減ってくるはずです。1 分間60

バリュー・トーク　　29

回未満になると，75回以上の人に比べて死亡リスクがおよそ半分，突然死のリスクも1/3〜1/4になります[13]。次はインターバル・トレーニングで時速10.5 km を目指しましょう。

[今回の生活処方箋]

処方箋

#1　高強度インターバル・トレーニング

　　時速10.5 km で 1 km 走り，2 分間歩く。

　　上記を 3 回以上繰り返す。

1カ月後受診まで有効

1年後の外来

Ⓟ **患者**　先日の健診で HDL コレステロールが 52 mg/dL になりました。薬を飲まずによくなってとてもうれしいです。最近ではかなり長距離も走れるようになったので，ハーフマラソンの大会に応募してみようと思います。薬代もかからず，検査値がよくなって，それでいて楽しいので，運動は最高ですね！

Ⓓ **医師**　そうですね。いきなり 42,195 km のフルマラソンよりは，ハーフをしっかり走れるようになってから，フルマラソンに挑むのがよいかもしれません（➡p33 **生活❸**）。運動のやりすぎもよくありませんから…。

30　第2章　脂質異常症

Theエビデンス

生活❶ 座っている時間が長い人の運動不足は，どれくらい運動すれば解消されるのか？

1950年代，ロンドンバスの運転手は車掌に比べて冠動脈疾患リスクが高いことが疫学調査で判明しました[14]。それ以降も，長時間の座り姿勢の仕事や運動不足は，死亡リスク因子であることが指摘されてきました。この研究から「どれくらい運動すれば，長時間の座り姿勢による死亡リスクを相殺できるか？」という疑問に答えるべく，100万人のデータがメタ解析され，以下のような結果が発表されました（図1）。

1日座っている時間が4時間未満で運動量が週35.5メッツ・時のとき死亡率がいちばん

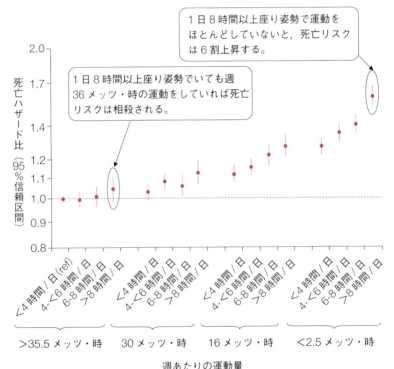

図1 1日座り姿勢が8時間を超える人では，例えば時速9kmで週合計4時間走ると死亡リスクを相殺できる。
(Ekelund U, et al : Does physical activity attenuate, or even eliminate, the detrimental association of sitting time with mortality? A harmonised meta-analysis of data from more than 1 million men and women. Lancet 388 : 1302-1310, 2016 より改変)

低く，これを 1 とします。このサブグループに対して，座位が 8 時間を超え，運動量が週 2.5 メッツ・時を下回る人の死亡率は 1.59（95% 信頼区間 1.52〜1.66）でした。しかし，座位が 8 時間を超えても，運動量が週 35.5 メッツ・時を上回っていれば，死亡率は 1.04（95% 信頼区間 0.98〜1.10）と有意な上昇はありませんでした。このことは座り仕事が多くとも，しっかり運動すれば死亡リスクは相殺されることを示しています。テレビを 5 時間以上見る人に対してはどんなに運動をしてもこれを相殺することはできませんでした。テレビを見る時間を運動の時間に代替するのが最も効率的ということになります。

生活❷　ゆっくり長い時間ジョギングするのと，速く短い時間走るのとではどちらがよいか？

　台湾において，約 40 万人を 8 年間前向きに追跡調査し，運動量と死亡率の関係をみた研究があります（図2）。ゆっくり歩く程度の運動では，ほとんど効果がないのですが，早歩きやジョギングなど多少息が上がる中程度の運動を毎日 90 分行えば死亡リスクを 35%，水泳やランニングなどかなり激しい運動を毎日 45 分行えば，死亡率を 45% も減らすことができます。この研究結果からは，中等度の運動をだらだらやるよりは，短時間でも激しい運動を頻繁にやるほうが健康にはよいことが理解できます。

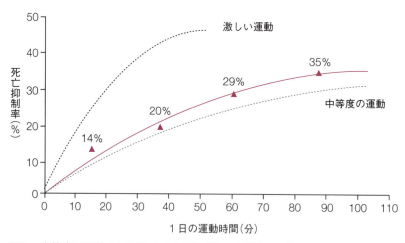

図2　中等度の運動を 1 日 90 分やるよりも，激しい運動を 45 分やるほうが，長生きできる
(Wen CP, et al : Minimum amount of physical activity for reduced mortality and extended life expectancy : a prospective cohort study. Lancet 378 : 1244-1253, 2011 より改変)

生活❸ 運動しすぎもよくないのでは?

66万人の高齢者を5年間フォローしたところ,中等度~激しい運動を週22.5~40メッツ・時行うと,ほとんど運動しない人と比べて死亡リスクが約40%減ることがわかりました(図3)。しかし,それ以上増やしてもあまり効果がみられず,逆に,75メッツ・時/週など過度の運動をすると,かえって死亡リスクを上げる可能性があります。とはいっても,全然運動しないよりリスクは低く抑えられています。

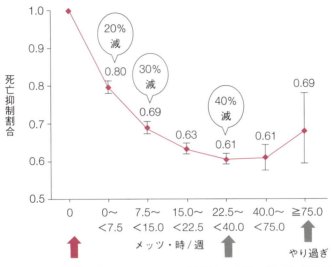

図3 運動のやりすぎはよくない
(Arem H, et al : Leisure time physical activity and mortality : a detailed pooled analysis of the dose-response relationship. JAMA Intern Med 175 : 959-967, 2015 より改変)

[文献]
1) Tirosh A, et al : Normal fasting plasma glucose levels and type 2 diabetes in young men. N Engl J Med 353 : 1454-1462, 2005
2) Ridker PM, et al : Cardiovascular benefits and diabetes risks of statin therapy in primary prevention : an analysis from the JUPITER trial. Lancet 380 : 565-571, 2012

3) Yusuf S, et al : Cholesterol Lowering in Intermediate-Risk Persons without Cardiovascular Disease. N Engl J Med 374 : 2021-2031, 2016

4) Barter P, et al : HDL cholesterol, very low levels of LDL cholesterol, and cardiovascular events. N Engl J Med 357 : 1301-1310, 2007

5) Lincoff AM, et al : Evacetrapib and Cardiovascular Outcomes in High-Risk Vascular Disease. N Engl J Med 376 : 1933-1942, 2017

6) Kodama S, et al : Effect of aerobic exercise training on serum levels of high-density lipoprotein cholesterol : a meta-analysis. Arch Intern Med 167 : 999-1008, 2007

7) Dattilo AM, et al : Effects of weight reduction on blood lipids and lipoproteins : a meta -analysis. Am J Clin Nutr 56 : 320-328, 1992

8) Ebbeling CB, et al : Effects of a low-glycemic load vs low-fat diet in obese young adults : a randomized trial. JAMA 297 : 2092-2102, 2007

9) Rimm EB, et al : Moderate alcohol intake and lower risk of coronary heart disease : meta-analysis of effects on lipids and haemostatic factors. BMJ 319 : 1523-1528, 1999

10) Lakka TA, et al : Relation of leisure-time physical activity and cardiorespiratory fitness to the risk of acute myocardial infarction. N Engl J Med 330 : 1549-1554, 1994

11) Wisløff U, et al : Superior cardiovascular effect of aerobic interval training versus moderate continuous training in heart failure patients : a randomized study. Circulation 115 : 3086-3094, 2007

12) Myers J,et al : Exercise capacity and mortality among men referred for exercise testing. N Engl J Med 346 : 793-801,2002

13) Jouven X, et al : Heart-rate profile during exercise as a predictor of sudden death. N Engl J Med 352 : 1951-1958, 2005

14) Morris JN, et al : Coronary heart-disease and physical activity of work. Lancet. 265 : 1053-1057, 1953

第3章　肥満症

体重を減らしても，すぐに
リバウンドしてしまいます

CASE

<u>主訴</u>　体重を減らしても，すぐにリバウンドしてしまいます。

<u>症例</u>　45 歳男性。身長 165 cm，体重 84 kg，BMI＝30.9。腹囲 92 cm。
血圧 143/88 mmHg。空腹時血糖 98 mg/dL，HbA1c 5.8，総コレ
ステロール 234 mg/dL，HDL コレステロール 38 mg/dL，中性脂肪
（TG）165 mg/dL。膝関節痛，睡眠時無呼吸あり。内服中の薬な
し。家族歴は父親が肥満と 2 型糖尿病，母親は高血圧と脂質異常症。

診療のポイント

Point

Body mass index（BMI）は体重（kg）÷身長（m）^{2} で求め
ることができます。この患者さんは日本肥満学会の判定基
準を用いると肥満 2度，WHO 基準では I 度に該当します。
またウエスト周囲径が長く内臓脂肪型肥満で，高血圧，
脂質異常症もあり，メタボリック症候群にあたります。睡眠時無呼吸，関節
症を少なくとも合併しており，生活の質を落としている可能性があります。

治療のエビデンス

薬の適応外。

生活のエビデンス

体重減少

◎ **高蛋白・低 GI 食&**
DASH＋有酸素運動&筋トレ ──────── ⇩7〜8 kg
心血管疾患など多くの疾患を予防する。リバウンドしにくい

◎ **地中海料理ダイエット** ──────── ⇩4〜5 kg
心血管疾患予防。継続性あり

◎ **低炭水化物ダイエットアトキンス** ──────── ⇩7〜8 kg
動脈硬化促進の可能性あり。リバウンドしやすい。カロリー制限ないぶん楽

◎ **低脂肪ダイエット** ──────── ⇩7〜8 kg
かなり厳しいダイエット。リバウンドしやすい

◎ **運動のみ** ──────── 0 kg
運動だけでは体重は減らない

× **高炭水化物食** ──────── ⇧
最も体重が増えやすい

カロリー控えめ＋高蛋白・低 GI 食＋DASH（野菜・果物多めで揚げ物や飽和脂肪酸を避ける）＋有酸素運動＋筋トレが体重を落とすだけではなく，スタイルよくやせることができ，リバウンドもしにくく，さまざまな慢性疾患を予防できるので，ここが最終ゴールとなる。地中海料理ダイエットは長続きしやすく，心血管イベントが減少することがわかっている[1]。低炭水化物ダイエットと低脂肪ダイエットの減量効果は大きいがリバウンドしやすい（➡p45 **生活❶**）。運動だけではやせない[2]。高炭水化物では体重はむしろ増える。

患者さんの生活習慣 ここ数年仕事が忙しく，ストレスがたまるとついドカ食いをしてしまうとのこと。そのせいか，体重が 40 代になって 10 kg 以上増えてしまったので，自己流だが朝・昼食抜きでカロリー制限するダイエットを

何度か試みた。2〜3カ月で3kgくらい体重が減るが，何かをきっかけにすぐにリバウンドしてしまう。ここ2年くらいはその繰り返しで，かえって体重が増えてしまった。睡眠時の無呼吸は妻から指摘され，昼間眠気が強く，常に倦怠感があって気分も沈みがちである。階段昇降時や椅子から立ち上がるときなど，膝が痛く，生活するのでさえも難儀している。

　まずは低炭水化物ダイエットなどを3〜6カ月試みて臨床的に意味があるといわれている5%以上の体重減量を目指します。しっかり減量できれば睡眠時無呼吸も改善され，膝の痛みも軽減し，患者さんは減量の効果を実感できるでしょう。しかも，患者-医師間に信頼関係が構築されます。次に，パレオ・ダイエット[3]と有酸素運動，筋トレの3つを組み合わせて，内臓脂肪を減らしウエストを引き締め，シェイプアップした若々しい体型に戻します。体脂肪率が落ち，筋肉量がアップすることにより，基礎代謝が増加するので，無理なダイエットをせずとも適正体重を維持し，週に1回程度のドカ食いであれば太らない身体をつくることができます。

　診療の際以下の点に気をつけます。①優しく協力的，②ダメだししない，③体重が減らない，のは言われたとおり生活習慣を変えていないからだと決めつけない，④「肥満」とか「太っている」といった言葉は使わない。

行動変容やる気度ステージ
Stage 0：No Interest（行動変容に全く関心がない）
Stage Ⅰ：I cannot（行動変容には興味があるが，自分にはできないと確信している）
Stage Ⅱ：I may not（行動変容には興味があるが，自分にできるか自信がない）
Stage Ⅲ：I will do, but maybe I cannot（ambivalence）（「やってみよう」「いや，自分にはできない」という相矛盾する気持ちがせめぎ合っている）
Stage Ⅳ：I will do（早速始めようと考えている）
Stage Ⅴ：I am doing（すでに行動変容を試みている）
Stage Ⅵ：I am still doing（リバウンドすることなく，行動変容を維持できている）

Stage Ⅲ以上であれば生活処方箋を出すことができます。Stage ⅡやStage Ⅰであれば，Stage ⅢやStage Ⅱではない理由を掘り下げてインタビューします。Stage 0であれば次の外来時など時間をおいて再びStageを評価します。

\ Value Talk /

バリュー・トーク

　肥満の原因は人それぞれです。ということは，生活習慣の処方内容も千差万別であるといえます。そのため患者さん自身が主治医となり，医師はあくまで患者さんの希望（バリュー）を聞きながらアドバイスする立場にまわる「役割の転換」が必要でしょう。

　この患者さんと会話をしていて「カロリー制限は空腹に耐えなくてはならず，とてもつらいので，できればカロリー制限のないダイエットをやりたい」という強い希望（バリュー）をもっていることがわかりました。肥満症の生活処方箋では，まず患者さんのやる気度を知る必要があります（前ページ参照）。

　ここ数年で体重が急に増え，「身体が重くて膝が痛い」「睡眠時無呼吸で昼間に眠気があり仕事の効率が落ちる，倦怠感もある」など，患者さんは減量の必要性は感じています。実際，何度か朝・昼食を抜くなどして摂取カロリーを制限し，減量には成功していました。しかし，何かをきっかけにリバウンドしまい，「自分にはダイエットはできないのではないだろうか？」と自信喪失気味です。したがってこの患者さんは現在 Stage Ⅲ の状態にあり，まずは減量に成功して自信を回復させる必要があります。

第1回目の外来

患者さん自身を主治医に据え減量計画を立てる

医師　今日から○○さんご自身が主治医として自分の体重をコントロールしなくてはだめですよ。私はあくまでアドバイザー役に徹します。○○さんは今，どういう減量法を考えていますか？

患者　低炭水化物ダイエット，特にアトキンス（Atkins）というダイエット法がよいとネットに書いてあったのですが，どうでしょうか？ 健診でコレステロールにも問題があると指摘されました。低脂肪ダイエットのほうがよいのでしょうか？

医師　○○さん，よく勉強していらっしゃいますね。アトキンスは最も減量効果が高く（➡p46 **生活❷**），カロリー制限のないダイエットですから○○さんのバ

38　第3章　肥満症

リューからしてもアトキンスがお勧めです。低脂肪ダイエットだと悪玉コレステロールを下げますが，善玉コレステロールも同時に下げてしまいます。一方，低炭水化物ダイエットでは，悪玉コレステロールを下げ，善玉コレステロールを上げるので，○○さんの検査値に対しても合っています（➡ p45 **生活❶**）。

🅟 なるほど。ではアトキンスでいきたいと思いますが，具体的にどうやったらよいのでしょうか？

🅓 最初の2カ月間，炭水化物の1日摂取量を20gに制限します。仮に蛋白質を多く含む食材でも，炭水化物は含まれています。ごはん，パン，パスタ，うどんなど炭水化物を多く含む食材は基本的にとらないようにしてください。その代わり，蛋白質や脂肪中心の食事なら，カロリーを制限する必要はありません。

🅟 それでどれくらいの減量効果が期待できますか？

🅓 3カ月で平均6kg減量できます。ですから月2kg，週に0.5kgの減量です。そのあと減量速度が遅くなりますが，半年で現在の体重の10%，すなわち8kgの減量を目指しましょう。そうすることで，膝の痛みもとれ，睡眠時無呼吸も軽減し，昼間の眠気もとれるはずです。

🅟 今まで1カ月で3kgの減量には何回か成功しています。そのあとリバウンドして5kg増えてしまいました。

🅓 最初はゴールを低めに設定しましょう。1カ月後に2kg減らす自信は何%くらいですか？絶対無理を0%，絶対できるを100%としたら何%？

🅟 80%くらいでしょうか？

🅓 では，生活処方箋を書きますのでサインをお願いします。

［今回の生活処方箋］

処方箋

#1 アトキンス：炭水化物摂取を1日20g以下に抑え，2kg減量を目指す。
1カ月後受診まで有効

——その後毎月診察を続け，月1〜2 kg のペースで体重は順調に減少していった。

6カ月後の外来

減量法の切り替えで意欲減退とリバウンドを防ぐ

Ⓓ **医師**　毎月の外来で順調に減量をかさね，なんとか目標の 8 kg 減を達成しました。血圧も132/80 mmHg となりました。やりましたね！ すばらしいと思います。感想はありますか？

Ⓟ **患者**　1人だったらここまでこれなかったと思います。月に 1 回診察があることで，誘惑に負けそうになったときも，がまんしてここまでたどり着けました。ただ，この 1カ月はほとんど体重が減っていないので，このあたりが限界なのかとも感じています。

Ⓓ　低炭水化物ダイエットでは，多くの人で 6カ月が限界であることはわかっています（➡p45 生活❶）。

Ⓟ　ということは，このままつらいアトキンスを続けるよりは，別のダイエット法に切り替えたほうがよいということですね。長続きしやすいダイエット法は何でしょうか？

Ⓓ　たとえば，地中海料理を主体とした減量法があります。魚や豆，ナッツ，オリーブオイルとトマトなどの野菜をふんだんに使ったパスタや魚介類のパエリアで代表されますが，これで減量効果が長続きします（➡p45 生活❶）。しかも心筋梗塞や脳卒中を予防する効果も高く，コレステロールが高い人にもお勧めです。

Ⓟ　いわゆるイタリアンやスペイン料理レストランのメニーでよいわけですよね？ でも，毎日地中海料理というわけにはいきません。

Ⓓ　パレオ・ダイエットといって，農工業が発達する前の食事に戻るものです。これも低炭水化物ダイエットの 1 つですが，パン，米などの穀類や乳製品，お菓子やジュース，ソーセージやサラミ，缶詰肉などの加工肉，砂糖，食塩，加工油などを避け，野菜，果物，魚，肉，卵を多くとる方法があります。カロリー制限をせずともウエストを細くし，中性脂肪や血圧を下げる働きがあるとされます[3]。同じ肉でも牛，豚，羊などの赤身肉とは異な

り，加工肉は冠動脈疾患や糖尿病になりやすくなることが報告されています[4]。和食のエビデンスはあまりないのですが，炭水化物は白米ではなく麦飯や五穀米など色のついたものにし，加工肉を避け，鶏肉や魚などの良質な蛋白質をとるようにしてくださいね。その他の炭水化物，麺類，食パンやイモ類，ジュースやお菓子，ケーキなど血糖値の上がりやすいものも避け，糖質は果物や野菜などからとるようにしてください。脂肪も肉の白い部分やバター，マーガリンはとらず，牛乳でも低脂肪乳を選んで飽和脂肪酸を避け，オリーブオイルや魚の油など不飽和脂肪酸を中心にとりましょう[5]。このように摂取量を抑えるというよりは，同じ蛋白質，炭水化物，脂質でも，より人の手が加わっていない，自然に近い形で，かつ良質な栄養素をとることで体重を適正に保ち，心血管疾患リスクを下げることができます[6]。

Ⓟ　これでリバウンドが防げるのでしょうか？

Ⓓ　もちろん，食べ過ぎればリバウンドします。朝起きたときに体重計に乗るようにして，今の体重を維持してくださいね。体重が増えていれば，その日の食べる量をセーブしたり，運動したりして消費カロリーを増やすなど調整してください。ドカ食いしても，48時間以内に近所をジョギングするなど運動する習慣をつければ，リバウンドしにくいですよ。1カ月後に今の体重を維持できている自信は何％くらいですか？

Ⓟ　80％くらいでしょうか？

Ⓓ　では，生活処方箋を書きますのでサインをお願いします。

［今回の生活処方箋］

処方箋

#1　血糖の上がりやすい食品を避ける。
#2　野菜，果物，蛋白質を十分とる。
#3　毎朝体重を測り，今の体重を維持する。

——月1回の診察ペースを維持。

9カ月後の外来

有酸素運動+筋トレで適正な体組成を維持する

医師 先月より3kg減りましたね。何か変えましたか？

患者 膝の痛みも消えたので，近所のジムに入会して運動を始めました。トレッドミルでほぼ毎日1時間以上走っています。食べる量も減らしました。夜もよく眠れて，倦怠感も嘘のようになくなりました。そうしたら下げ止まっていた体重が減りだしたのです。先生にうかがいたいことがあるのですが……。

医師 何でしょうか？

患者 ジムに体重だけではなく，体脂肪率や筋肉量を測定できる体重計があり，それに毎日乗っています。体重が減ったのはよいのですが，脂肪は少ししか減らず，むしろ筋肉量がだいぶ減ってしまいました。毎日蛋白質はしっかりとっているのですが，やり方が間違っていますか？

医師 ダイエットやジョギングのような有酸素運動をすると，脂肪だけではなく，筋肉量も減ってしまいます。しっかり蛋白質をとっていてもダメです。やり過ぎるとかえって体脂肪率を上げてしまいます。ジムなら筋トレの器具もあるでしょうから，それと組み合わせると，持久力と筋肉量を維持しながら体重を落とすことができるはずです[7]。

［今回の生活処方箋］

> **処方箋**
>
> #1 血糖の上がりやすい食品を避ける。
> #2 野菜，果物，蛋白質を十分とる。
> #3 有酸素運動と筋トレを取り入れ，筋肉量を保ったまま，体重をさらに減らす。
> **1カ月後受診まで有効**

——月1回の診察ペースを維持。

42　第3章　肥満症

12カ月後の外来

低GIで患者のバリューと体重維持を両立

医師 体重が少し増えてしまいましたね。でもデータをみると筋肉量が増えた分，体重も増えたようです。これであれば心配ありませんよ。基礎代謝もかなり上がってきているので，たまにはたくさん食べても，その分運動を多めにすれば，すぐに元の体重に戻るはずです。

患者 なるほど。でも最近，白米やパスタ，パンを食べる量がまた戻ってきてしまいました。リバウンドが怖いです。

それでは高蛋白質・低グライセミック・インデックス食にしてみたらどうでしょうか（➡p47 **生活❸**）。

それはどういうものですか？

グライセミック・インデックス（glycemic index：GI）とは食後の血糖値の上がりやすさを示しています。最も上がりやすい砂糖を100としているので，お菓子，シリアル，ジャガイモ，スイカ，白パン，白米，コーンフレークなどは70以上で高く，サツマイモや玄米，五穀米などは中くらい，ほとんどの果物および野菜，豆類，全粒穀物，ナッツなどは50以下で低くなっています。つまり，同じ糖分量でも太りやすい糖分とそうでない糖分があるということです。そして，蛋白質多め，糖分少なめでかつGIの低いものを摂るようにすれば，高蛋白質・低GI食となるわけです。ですから，白米を玄米や五穀米に替える，白いパスタやパンも茶色い（全粒粉の）ものに代替すれば，アトキンスのように炭水化物を禁止にする必要もありません（**表1**）。

ちょっとがんばってみます。

——2カ月に1回の診察ペースを維持。

1年半後の外来

患者 最近は好きな物を食べても太らなくなりました。久しぶりに会った皆から「若返った？」なんて言われるようになりました。日々の生活が楽しいです。

バリュー・トーク **43**

表1　GIの高低で分類した主な食品リスト

低GI（ベスト・チョイス）	中GI	高GI（ワースト・チョイス）
野菜		
緑黄色野菜	てんさい，クリ，グリーンピース，カボチャ，サツマイモ	トウモロコシ，フレンチフライ，ポテト，ポテトチップス
果物		
他大多数の果物	バナナ，ドライフルーツ，マンゴ，パパイヤ，スイカ	フルーツジュース
ナッツ		
大多数のナッツ	ピーナッツバター	
穀物		
	麦飯，五穀米，全粒粉を使ったパスタなど	白米，食パン，パスタ，うどんなど精製したもの全般
乳製品		
牛乳，チーズ，ヨーグルト（砂糖無添加）		

Theエビデンス

生活❶ 低脂肪・低炭水化物・地中海料理ダイエット，それぞれのダイエットの特徴は？

811人の過体重の人を低脂肪ダイエット，低炭水化物ダイエット，地中海料理ダイエット，通常食の4群にランダムに振り分け2年間介入を継続し，6年後まで追跡調査しました（図1）。

低脂肪ダイエット：1日摂取総カロリーを男性1,800 kcal，女性1,500 kcal，脂肪からのカロリー摂取を全体の30％に抑え，なかでも飽和脂肪酸を10％とし，コレステロール摂取量を300 mgに制限します。卵は1個で250 mgになりますので，卵1日1個までなら大丈夫です。半年で4 kg程度減量できますが，2年後には3 kgの減量まで戻り，6年後にはほとんどがリバウンドしてしまいます。メタ解析では総摂取カロリー中，脂肪からの摂取割合を1％下げるだけで，体重が0.2 kg下がるというエビデンスもあります[8]。また，脂肪からの摂取カロリーを7％に抑えて1年後の体重が11 kg減ったという報告もあります[9]。脂肪からの摂取カロリーを減らせば減らすほど減量効果がありそうですが，全摂取カロリーも厳しく制限するため，最近はあまり用いられていません。

低炭水化物ダイエット：最初の2カ月間，炭水化物の1日摂取量を20 gに制限します。そして体重が減ったら徐々に制限量を緩め120 gまで増量可とします。一方，総摂取カロリーの制限はないので，蛋白質や脂肪はいくらとってもよいことになります。半年で6〜7 kg減量できますが，2年後には5〜6 kg減程度にリバウンドしています。別のランダム化試験で

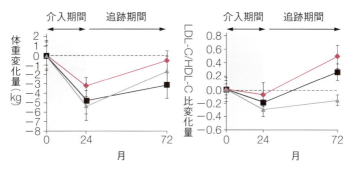

◆：低脂肪ダイエット ▲：低炭水化物ダイエット ■：地中海料理ダイエット

図1 長期体重減量には地中海料理ダイエット，脂質異常症には低炭水化物ダイエットがよい

(Sacks FM, et al : Comparison of weight-loss diets with different compositions of fat, protein, and carbohydrates. N Engl J Med 360 : 859-873, 2009/Schwarzfuchs D, et al : Four-year follow-up after two-year dietary interventions. N Engl J Med 367 : 1373-1374, 2012 より改変)

は，低炭水化物ダイエットのほうが低脂肪ダイエットより減量効果が大きいことが証明されています[10]。3人に2人は割り当てられた食事法をその後も継続しましたが，6年後には2kg減程度にリバウンドしてしまいます。別のランダム化試験で低炭水化物ダイエットでは減量効果は半年が限界で，1年でリバウンドしやすいことがわかっています[11]。しかし，6年後に至ってもLDLコレステロールを下げ，HDLコレステロールを上げる働きがあるので，LDLコレステロールが高く，HDLコレステロールが低い脂質異常症の患者さんには向いているかもしれません。ただ，心血管疾患への影響は不明なままで，マウスを使った実験では，低炭水化物ダイエットによってコレステロール代謝は改善したにもかかわらず動脈硬化が進むことが示されました[12]。

地中海料理ダイエット：野菜や鶏肉，魚，豆を多くとり，牛肉などの赤身肉を少なくします。1日摂取総カロリーを男性1,800 kcal，女性1,500 kcal，脂肪からのカロリー摂取を全体の35%以下に抑え，主な脂肪源をオリーブオイルか数粒のナッツとします。半年で4～5kg減量でき，2年後では5kg，6年後でも4kg減程度にとどまり，最もリバウンドしにくいダイエットといえます。しかもランダム化臨床試験で，心血管疾患発症リスクを30%も下げることがわかっています[13]。

生活❷　本当にアトキンスダイエットがいちばんよいのか？

表2は48のランダム化臨床試験7,286人のメタ解析の結果です。6カ月後にはアトキンスに代表される低炭水化物ダイエットで最も体重が減少していました。しかし，12カ月後には脂肪摂取量20%未満という厳しめの低脂肪ダイエットとほとんど同じ結果です。ダイエット法で減量効果に大差がないのであれば，患者さんの好みで選んでもらったほうが長続きするのでよいでしょう。

表2　低炭水化物ダイエット対低脂肪ダイエット，どちらの減量効果が高いか？

ダイエット法	全摂取カロリーに占める割合（% of kcal）			体重減少（kg）	
	炭水化物	蛋白	脂肪	6カ月後	12カ月後
低炭水化物	≦40	30	30～55	−8.73	−7.25
中間	55～60	15	20～30	−6.78	−5.70
低脂肪	60	10～15	≦20	−7.99	−7.27

ダイエット法にはいろいろな名前がついています。細かいダイエット法の違いというよりは，個人がどれくらい熱心に取り組むかで，減量効果が違っていました。
(Johnston BC, et al : Comparison of weight loss among named diet programs in overweight and obese adults : a meta-analysis. JAMA 312 : 923-933, 2014 より改変)

生活❸ リバウンドしにくいダイエット法とは？

BMI 27〜45 kg/m² の 42 歳前後の成人のうち，8 週間のカロリー制限で 8% 以上の減量に成功した 773 人を無作為に高蛋白低グライセミック・インデックス（GI）食，低蛋白・低 GI 食，高蛋白・高 GI 食，低蛋白・高 GI 食，コントロールの 5 群に振り分けました（図2）。高 GI 食の平均 GI は 60，低 GI 食の平均 GI は 55 で，高蛋白食では，蛋白摂取量は総カロリーの 22% であるのに対して，低蛋白食のそれは 17% でした。図からは，高蛋白低 GI 食だけがリバウンドしていないのがわかります。

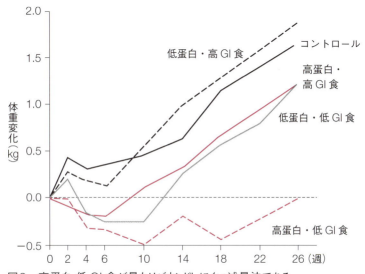

図2　高蛋白・低 GI 食が最もリバウンドしにくい減量法である
(Larsen TM, et al : Diets with high or low protein content and glycemic index for weight-loss maintenance. N Engl J Med 363 : 2102-2113, 2010 より改変)

［文献］
1) Estruch R, et al : Primary prevention of cardiovascular disease with a Mediterranean diet. N Engl J Med 368 : 1279-1290, 2013
2) Villareal DT, et al : Weight loss, exercise, or both and physical function in obese older adults. N Engl J Med 364 : 1218-1229, 2011
3) Manheimer EW, et al : Paleolithic nutrition for metabolic syndrome : systematic review and meta-analysis. Am J Clin Nutr 102 : 922-932, 2015
4) Micha R, et al : Red and processed meat consumption and risk of incident coronary heart disease, stroke, and diabetes mellitus : a systematic review and meta-analysis.

Circulation 121 : 2271-2283, 2010

5) Wang DD, et al : Association of Specific Dietary Fats With Total and Cause-Specific Mortality. JAMA Intern Med 176 : 1134-1145, 2016

6) Sotos-Prieto M, et al : Association of Changes in Diet Quality with Total and Cause-Specific Mortality. N Engl J Med 377 : 143-153, 2017

7) Villareal DT, et al : Aerobic or Resistance Exercise, or Both, in Dieting Obese Older Adults. N Engl J Med 376 : 1943-1955, 2017

8) Hooper L, et al : Effect of reducing total fat intake on body weight : systematic revi9ew and meta-analysis of randomised controlled trials and cohort studies. BMJ 345 : e7666, 2012

9) Ornish D, et al : Can lifestyle changes reverse coronary heart disease? The Lifestyle Heart Trial. Lancet 336 :129-133, 1990

10) Samaha FF, et al : A low-carbohydrate as compared with a low-fat diet in severe obesity. N Engl J Med 348 : 2074-2081, 2003

11) Foster GD, et al : A randomized trial of a low-carbohydrate diet for obesity. N Engl J Med 348 : 2082-2090, 2003

12) Foo SY, et al : Vascular effects of a low-carbohydrate high-protein diet. Proc Natl Acad Sci U S A 106 : 15418-15423, 2009

13) Estruch R, et al : Primary prevention of cardiovascular disease with a Mediterranean diet. N Engl J Med 368 : 1279-1290, 2013

第4章　糖尿病

健診で血糖値がやや高いことを指摘されました。糖尿病は予防できますか？

CASE

主訴　健診で血糖値がやや高いことを指摘されました。糖尿病は予防できますか？

症例　60歳女性。身長154 cm，体重59 kg，BMI=24.5。腹囲79 cm。血圧118/80 mmHg。空腹時血糖106 mg/dL，HbA1c 5.9%。身体所見で特記すべき徴候なし。既往歴なし。内服薬なし。家族歴：両親とも2型糖尿病であったがすでに他界している。

75 g OGTT（75 g 経口ブドウ糖負荷試験）を実施したところ，2時間値が153 mg/dLであり，境界型（耐糖能異常）と診断されました。糖尿病の家族歴があり，放置すれば近い将来，糖尿病を発症する可能性が高いケースです[1]。

治療のエビデンス

◎　糖尿病の患者さんに対して糖尿病薬で強力に血糖をコントロールすると非致死性心筋梗塞が減少[2]

△　糖尿病の患者さんに対して糖尿病薬で強力に血糖をコントロールしても脳卒中やすべての原因による死亡は減少せず[2]

×　糖尿病薬で強力に血糖をコントロールしてHbA1cを6.0%未満に保つと，7.0～7.9%に保つ通常治療より死亡率がかえって高くなる[3]

生活のエビデンス

糖尿病発症リスク

◎ **運動と食事による減量** ──────────── ⇩58%
（➡p59 生活❶）

◎ **脂肪の質** ──────────────── ⇩40%
トランス脂肪酸を減らし，多価不飽和脂肪酸（PUFA）を多くとると糖尿病発症リスクが低下する[4]

◎ **散歩** ──────────────── ↓10〜20%
境界型の患者さんが散歩をすると，1日2,000歩ごとに糖尿病発症リスクが10%減少する[5]

○ **高蛋白・低脂質果物** ──────── ↓5〜10%
蛋白の割合を25%以上，脂質の割合を20%未満にする，果物を毎日とると血糖値が改善する[6, 7]

　境界型の患者さんが，運動・食事療法を行い体重が7%減量すると，何もしない場合より58%，メトホルミン投与よりも39%，糖尿病の発症率を低く抑えられることがランダム化比較試験で示された（➡p59 生活❶）。さらに，この効果は15年たっても維持されていた（＝レガシー効果）[8]。糖尿病を発症した場合でも，運動・食事介入により日常において比較的不自由なく生活できる人が増えた[9]。

患者さんの生活習慣　両親の介護のため仕事をやめ，5年前，4年前と相次いで両親が他界してからはほとんど家にいる。現在は夫と2人でマンション暮らし。買い物は車で週末，郊外のショッピングモールでまとめ買いをするか，日々の食材は近所のスーパーやコンビニで惣菜を買って済ませてしまう。マンションはエレベーター付きで，階段を使う機会はめったにない。家にいるときは，テレビを見ながらスナック菓子を食べていることが多い。10年前まではパートの仕事をしており，体重は48 kg（BMI=20.2）。パートとはい

50　第4章　糖尿病

え，日に7時間，週5日ずっと立ちっぱなしで身体を使う仕事をしていた．非喫煙者，アルコールは機会飲酒．

糖尿病の診断がつけば，治療薬を開始するべきです．しかし，境界型では糖尿病薬の適応がなく，しかも運動や食事療法による減量のほうが糖尿病薬（メトホルミン）を使うよりも糖尿病の発症を予防するというランダム化比較試験の結果もあります（→p59 生活❶）．また，この女性は仕事をやめてから家で過ごす時間が増え，人としゃべる機会が減り，運動量も減りました．BMIは25未満で肥満ではありませんが，アジア人はBMIが低くても糖尿病になる傾向にあります．本症例では，最近急に体重が増えているので，最初はカロリー制限などと組み合わせて減量を試みます．併せて食事の質も検討します．運動を組み合わせるのは，減量できてからのほうがよいでしょう．なぜなら，体重が重く，筋肉も衰えている状態で急に運動を取り入れると，膝関節などに負担がかかり，関節痛を惹起しかねないからです．また，毎日体重日誌をつけて食生活と体重との関係を自覚してもらい，行動変容につなげます．

\ Value Talk /

バリュー・トーク

　「糖尿病一歩手前です。しかし，生活を変えれば糖尿病を予防することはできます」という話をしました。「母親が2型糖尿病で視力を失い，父親が脳卒中になり，介護では本当に苦労しました。私は自分の子どもたちに同じような思いをさせたくないという気持ちを強くもっています」と糖尿病予防に強い意欲（バリュー）をもっていることがわかりました。やる気度はStage IVで「早速始めようと思っている」（➡p37）です。だからといって，最初からハードルを高くしてはいけません。本人の食や運動の好みなどを聞きながら，特に初期はハードルを低くしてテーラーメイド型の生活処方箋を示していきます。また，やる気を維持するために，患者さんの言葉を決して否定せず，常に勇気づけることも忘れないようにしましょう。

第1回目の外来

1日摂取カロリー500 kcal から減量を開始する

医師　○○さんは「テレビを見ながらスナック菓子を食べていることが多い」とのことでしたが，具体的にどんなものを食べますか？

患者　はい，ポテトチップス，ポップコーン，プリン，アイスクリーム，ヨーグルト，菓子パン，チョコレート……まあ，いろいろです。

　ポテトチップスやポップコーンは1日でどれくらい食べますか？

　やはり，1袋くらいは食べてしまいます。一度封を開けるとTVを見ながら食べてしまうせいか，気づいたら1袋全部食べつくしているといった感じです。

　ジュースやスポーツ飲料はどうでしょうか？

　季節にもよりますけど，毎日500 mLくらいは飲んでいると思います。

　ポテトチップスはサイズにもよりますが，1袋500 kcal前後で結構カロリーがあるんですよ。1日の摂取カロリーを500 kcal減らせますか？ たとえばポテトチップスなどを買う際，カロリー表示をみていただき，普段なら買うであろうものから500 kcal分を節約するイメージで，買うのを控えるとか，ケーキを果物に置き換えるといった具合です。ジュースをお茶や水にするのでも節約効果は大きいと思いますよ。カロリー表示のないものもあると思いま

第4章　糖尿病

すが，そのへんはおおよその想定でかまいません。今の摂取カロリーから毎日500 kcal 減らすと，1週間で 0.5 kg 減量でき，1カ月後には 2 kg 体重を減らすことができます。6カ月で現在の体重の 7〜10％，すなわち 5 kg 前後の減量を目標にがんばってみませんか？ これを達成できれば，糖尿病になる確率を6割減らせます。その後体重が元に戻ったとしても，少なくとも15年は糖尿病発症の抑制効果は続きます。さらに数年間で1回でも血糖検査が正常化すれば，一度も正常化しなかった場合より糖尿病になる確率が半分以下になります[10]。

Ⓟ　3食はそのままで，間食を減らすというイメージですね。なんとかがんばれると思います。

Ⓓ　朝起きたときでも，夜寝る前でもよいので体重を1日のなかで同じタイミングで測って記録してくださいね。体重日誌をお渡ししておきます。もしも体重が増えてしまったら，思い当たる理由を書いてみてください。逆にグッと体重が減ったとき，何が有効だったのかも書き加えてください。それでは，生活処方箋にサインをいただけますか？ 1カ月後にお会いしましょう。

[今回の生活処方箋]

> 処方箋
>
> #1　スナック菓子を控え，1日摂取カロリーから 500 kcal 減らす。
> #2　体重日誌をつける。
> 1カ月後受診まで有効

1カ月後の外来

食材を代替するだけでも糖尿病発症予防はできる

Ⓓ 医師　○○さん，予定どおり 2 kg の減量に成功ですね。すばらしいです。何がよかったと思いますか？

Ⓟ 患者　今まで食べていたスナック菓子をやめ，セロリ，ニンジン，キュウリの野菜スティックをいつも冷蔵庫に入れておくようにしました。ジュースもお

茶か水に替えました。毎朝体重を測定していたのですが，すぐに目に見えて効果が現れたので，がんばられています。

😈 それはグッド・アイデアですね。野菜は糖尿病の発症を予防するのですよ。○○さんは果物を週に何回くらい食べますか？

😷 甘いものは血糖値によくないと思っていたので，極力食べないようにしています。

😈 毎日果物を食べると血糖値が下がり，将来の心筋梗塞や脳卒中リスクもかなり減らせます[7]。効果があるのは，缶詰やヨーグルト，ケーキなどに混ぜたものではなく，フレッシュなものですけどね。100% フルーツジュースも太りますからダメですよ。

😷 ほかにも糖尿病になりにくい食事はありますか？

😈 マグネシウムがよいとされています。豆腐にがりはマグネシウムなのでよいと思いますよ。あとはビタミン D もよいといわれており，ナッツもカロリーがあるわりに体重は落ちます[11, 12]。

😷 白米や食パンが糖尿病によくないとも聞いたのですが……。

😈 はい，なるべく精製していない食品，白いものよりは色のついたもののほうが，血糖値も上がりにくいです。たとえば，餅や白米よりは玄米や五穀米，白いパンではなく茶色いパン，パスタも色のついた全粒粉，うどんよりそば，ビーフンより春雨のほうがよいでしょう。

😷 おかずはどうですか？

😈 ハム，ソーセージなどの加工肉よりは加工していない赤身肉(牛，豚，羊)がよく，赤身肉よりは魚や鶏肉(特に胸肉やささみ)がお勧めです。加工肉は 2 割くらい糖尿病の発症率を上げます[13]。

😷 飲み物は，今ジュース類はやめていますが，牛乳などの乳製品はどうなのでしょうか？ あとはコーヒーなどは……？

😈 スポーツ飲料を含めジュース類がよくないのはすでにご存知のとおりです。しかし，牛乳はむしろ糖尿病の発症率を下げるとされています。でも飽和脂肪酸も含まれているので，飲み過ぎもよくないとは思います。コーヒーは，デカフェであろうとカフェイン入りであろうと糖尿病発症の予防効果があります。しかし，くれぐれも砂糖やクリームは使わないでくださいね。

😷 そうなんですね。日常生活のなかで変えられるものが結構ありそうです。

第 4 章　糖尿病

Ⓓ　血糖値の上がりやすさでみた，食品ごとのスコアにグライセミック・インデックス，略して GI 値というのがあります。100に近いものほど血糖値が上がりやすく糖尿病発症のリスクが高まります。ですから，GI 値が 60 未満の食材をなるべく選ぶとよいでしょう。今回はそのリスト（➡p44）をお渡ししておきますので，買い物の際，なるべく低 GI のものを買うようにしてみてくださいね。

[今回の追加生活処方箋]

> 処方箋
>
> #3　低 GI の食品をとるよう心がける。
> 1カ月後受診まで有効

2カ月後の外来

考慮すべきは栄養素の量より質

Ⓓ　**医師**　○○さん，順調に体重が低下していますね。4 kg 減ったので，目標の 5 kg まであと 1 kg です。

Ⓟ　**患者**　低炭水化物ダイエットがよいと聞いたのですが，どうでしょうか？ やはり糖尿病ですから，糖質を減らすのがいちばんだと思うのです。

Ⓓ　確かに 1 日の糖質摂取量を抑えることは重要です。しかし，低炭水化物ダイエットではカロリー制限がないため，蛋白質だけではなく，脂質も多くとってしまうので，あまりお勧めしません。できれば，蛋白質の割合を摂取カロリーの 25％ 以上，脂質の割合を 20％ 未満に抑えるのが体重を減らすのに最も効果的です[6]。しかし，本当はそれぞれの栄養素の量ではなく，質が大切なのです。前回もお話ししたように，糖質であれば GI 値の低いもの，蛋白質であれば加工肉を避けるといった具合です。

Ⓟ　では脂質はどうでしょう？ 身体によい油，悪い油はあるのですか？

Ⓓ　よい油は，多価不飽和脂肪酸といって魚やクルミなどのナッツ，植物油などに含まれるものです。一方，悪い油はトランス脂肪酸です。マーガリン，ファットスプレッド，ショートニング，バター，植物油脂，動物油脂，コ

バリュー・トーク　**55**

ンパウンドクリーム，生クリーム，コーヒークリームなどのクリーム類，ケーキ，パイ，ドーナツ，ビスケットなどの洋菓子類，マヨネーズ，チーズ，クロワッサン，ポップコーンなどが含まれています。また，カップ麺などのインスタント食品やカレーなどのレトルト食品にも入っています。トランス脂肪酸は油を高温で熱すると発生します。家庭で揚げ物をして使い切ってしまうぶんには大きな問題はないようですが，ファストフードでよくあるフライドポテト，フライドチキン，チキンナゲットなど油を繰り返し熱してつくる揚げ物にもトランス脂肪酸がグラム単位で含まれています。ですから，ファストフード，コンビニや外食時の揚げ物は要注意ですね。また，牛肉のなかでも肩ロースやサーロイン，内臓肉であるハラミ（横隔膜）のように特に脂肪が多い部位にトランス脂肪酸が多く含まれています。一方，肉の白い部分など室温で固まる油は飽和脂肪酸で，これも悪い油です。これらのトランス脂肪酸，飽和脂肪酸を，多価不飽和脂肪酸に置き換える，たとえば揚げ物をミックスナッツにすることで糖尿病発症リスクを40％まで劇的に抑制できます（➡p59 生活❷ ）。

Ⓟ　結構思いあたることがあります。糖尿病なのでてっきり甘いものだけ気をつけておけばよいと思っていました。

Ⓓ　トランス脂肪酸を多く含む食品リスト（表1）を参考に，次の1カ月はトランス脂肪酸や肉の油に多く含まれる飽和脂肪酸を極力避け，魚やナッツ，圧搾した植物油の多価不飽和脂肪酸を多くとるよう心がけてもらえますか？
　オリーブオイルのような単価不飽和脂肪酸でもかまいません。

表1　トランス脂肪酸を多く含む食品リスト

食品名	平均含有量 （g/100 g）	食品名	平均含有量 （g/100 g）
ショートニング	13.6	マヨネーズ	1.24
マーガリン	7	チーズ	0.83
バター	1.95	ケーキ，ペストリー類	0.71
ビスケット類	1.8	スナック菓子，米菓子	0.62
食用油類（圧搾は除く）	1.4	アイスクリーム類	0.42
ラード，牛脂	1.37	菓子パン	0.2

56　第4章　糖尿病

［今回の追加生活処方箋］

処方箋

#4　トランス脂肪酸と飽和脂肪酸を減らし，カット不飽和脂肪酸を増やす。
1カ月後受診まで有効

3カ月後の外来

運動を習慣づけ，体重の下げ止まりを防ぐ

D　医師　○○さん，体重の減りが止まってしまいましたね。何か思い当たることはありますか？

P　患者　しっかり生活処方箋どおりにやってみたのですが……。

D　○○さん，食事だけではなく，運動も取り入れてみましょうか？ 家のそばに散歩コースはありますか？

P　はい。家から歩いて片道 20 分くらいの高台に，見晴らしのよい公園があります。私のお気に入りの場所だったのですが，そういえば，ここ何年も行っていません。

D　20 分歩くと 2,000 歩，距離では 1.5 km に相当します。毎日 2,000 歩散歩すると糖尿病発症リスクが 10% 下がります（➡p60 **生活❸**）。公園まで毎日往復すると 4,000 歩ですから，これだけでリスクが 20% 下がりますね。たぶん体重も減って血糖値も正常化すると思いますよ。

P　はい，公園までの散歩を復活させたいと思います。家に万歩計もあったと思うので，毎日 4,000 歩以上散歩してみます。

D　では来月，お会いしましょう。

バリュー・トーク　57

[今回の追加生活処方箋]

処方箋

#5　近所の公園まで散歩する。

1カ月後受診まで有効

──　その後も月1回のペースで診療を継続した。

6カ月後の外来

継続のコツは同じ目的をもつ仲間づくり

医師　○○さん，体重が6 kg減り（BMI 22.3），血糖値，75 g経口ブドウ糖負荷試験も正常化しました。やりましたね。すばらしいと思います。現状維持できれば，糖尿病や要介護になる可能性は少ないでしょう。

患者　散歩していると，近所のいろいろな人に会います。たいした話をするわけではないのですが，今はそれがいちばん楽しいです。特に同年代で散歩をしている人たちは健康のことをよく知っていて，糖尿病になりにくい料理レシピなども教えてもらっています。よい地域に住んでいる，それだけで糖尿病はよくなる気がします[14]。最近は夫も一緒に散歩するようになりました。夫も健診でほとんどの値がよくなったと喜んでいました[15]。

医師　それはそれは，○○さんはご主人のいちばんの主治医ですね。

Theエビデンス

生活❶ メトホルミンと減量,どちらが糖尿病発症予防効果があるのか?

　Diabetes Prevention Program(DPP)では,正常と糖尿病の境界にある3,234人〔25歳以上,BMI 24≦(アジア人は22≦,空腹時血糖95~125 mg/dL,OGTT 140~199 mg/dL〕を対象に減量群,メトホルミン群(850 mg),プラセボ群にランダムに振り分け,糖尿病発症を評価項目として平均2.8年観察しました(図1)。減量群は低脂肪・低カロリー食と早歩きなど週に少なくとも150分の運動を課し,食事,運動,行動療法などに関する16回に及ぶ講習会も企画し,7%の減量とその維持を目標としました。減量群では半年後に目標の7%減量に達していますが,以降少しずつ体重が戻っています(a)。一方,運動量は減量群では週6~8メッツ・時増え,維持されています(b)。その結果,減量群,メトホルミン群,プラセボ群の糖尿病発症率は4.8, 7.8, 11.0/100人年でした。発症割合でみても,プラセボ群に対して減量群,メトホルミン群は糖尿病発症率がそれぞれ58%,31%減少していました。さらに,減量群はメトホルミン群に比べ糖尿病の発症率が39%も低く,境界型においては運動・食事による生活習慣の改善が糖尿病発症を予防するうえで,最も効果的であることがわかります。

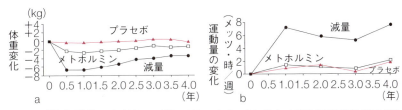

図1　耐糖能異常の患者さんに対しては,メトホルミン投与より生活習慣改善のほうが有効

(Knowler WC, et al : Reduction in the incidence of type 2 diabetes with lifestyle intervention or metformin. N Engl J Med 346 : 393-403, 2002 より改変)

生活❷ 脂質は量ではなく質である

　34~59歳の8万4,204人の健康な女性を1980年より14年間追跡調査しました(図2)。全摂取カロリー中,全脂肪,単価不飽和脂肪酸,飽和脂肪酸からの摂取%は糖尿病発症リスクにはなっていませんでした。一方,多価不飽和脂肪酸の摂取が5%増えると,糖尿病発症リスクは37%減少し,逆にトランス脂肪酸摂取が2%増えるとそのリスクが39%増えていました。

　2%のトランス脂肪酸摂取を多価不飽和脂肪酸に置き換えると,40%糖尿病発症リスクを抑制できる計算になります。

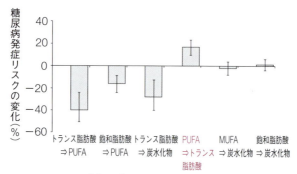

PUFA：多価不飽和脂肪酸　MUFA：価不飽和脂肪酸

図2　トランス脂肪酸を多価不飽和脂肪酸に変えるのが糖尿病発症リスクを抑えるには最もよい方法
〔Salmerón J, et al：Dietary fat intake and risk of type 2 diabetes in women. Am J Clin Nutr 73：1019-1026, 2001〕

生活❸　散歩は糖尿病発症を予防する！

　Nateglinide and Valsartan in Impaired Glucose Tolerance Outcomes Research（NAVIGATOR）では境界型（耐糖能異常）の診断の9,306人を6年間追跡調査し，心筋梗塞，脳卒中，死亡のいずれかの発生を主要評価項目としました（図3）。

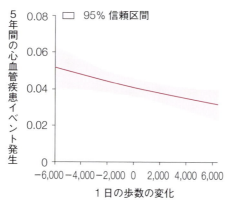

図3　耐糖能異常のある患者さんが1日の歩数を増やすことにより心血管イベントのリスクをどれくらい減らせるか？
〔Yates T, et al：Association between change in daily ambulatory activity and cardiovascular events in people with impaired glucose tolerance（NAVIGATOR trial）：a cohort analysis. Lancet 383：1059-1066, 2014〕

1日2,000歩歩くことによって心血管疾患リスクを10%減らすことができます（ハザード比 0.90, 95%信頼区間 0.84～0.96）。

［文献］

1) Selvin E, et al : Glycated hemoglobin, diabetes, and cardiovascular risk in nondiabetic adults. N Engl J Med 362 : 800-811, 2010
2) Ray KK, et al : Effect of intensive control of glucose on cardiovascular outcomes and death in patients with diabetes mellitus : a meta-analysis of randomised controlled trials. Lancet 73 : 1765-1772, 2009
3) Action to Control Cardiovascular Risk in Diabetes Study Group, et al : Effects of intensive glucose lowering in type 2 diabetes. N Engl J Med 358 : 2545-2559, 2008
4) Salmerón J, et al : Dietary fat intake and risk of type 2 diabetes in women. Am J Clin Nutr 73 : 1019-1026, 2001
5) Yates T, et al : Association between change in daily ambulatory activity and cardiovascular events in people with impaired glucose tolerance(NAVIGATOR trial) : a cohort analysis. Lancet 383 : 1059-1066, 2014
6) Sacks FM, et al : Comparison of weight-loss diets with different compositions of fat, protein, and carbohydrates. N Engl J Med 360 : 859-873, 2009
7) Du H, et al : Fresh Fruit Consumption and Major Cardiovascular Disease in China. N Engl J Med 374 : 1332-1343, 2016
8) Diabetes Prevention Program Research Group : Long-term effects of lifestyle intervention or metformin on diabetes development and microvascular complications over 15-year follow-up : the Diabetes Prevention Program Outcomes Study. Lancet Diabetes Endocrinol 3 : 866-875, 2015
9) Look AHEAD Research Group, et al : Cardiovascular effects of intensive lifestyle intervention in type 2 diabetes. N Engl J Med 369 : 145-154, 2013
10) Perreault L, et al : Effect of regression from prediabetes to normal glucose regulation on long-term reduction in diabetes risk : results from the Diabetes Prevention Program Outcomes Study. Lancet 379 : 2243-2251, 2012
11) Ley SH, et al : Prevention and management of type 2 diabetes : dietary components and nutritional strategies. Lancet 383 : 1999-2007, 2014
12) Mozaffarian D, et al : Changes in diet and lifestyle and long-term weight gain in women and men. N Engl J Med 364 : 2392-2404, 2011
13) Micha R, et al : Red and processed meat consumption and risk of incident coronary heart disease, stroke, and diabetes mellitus : a systematic review and meta-analysis. Circulation 121 : 2271-2283, 2010
14) Ludwig J, et al : Neighborhoods, obesity, and diabetes--a randomized social experiment. N Engl J Med 365 : 1509-1519, 2011
15) Christakis NA, et al : The spread of obesity in a large social network over 32 years. N Engl J Med 357 : 370-379, 2007

第5章　慢性閉塞性肺疾患（COPD）

階段を昇るときや歩いていると き，息が上がります

CASE

主訴　階段を昇るときや歩いているとき，息が上がります。

症例　57 歳男性。身長 172 cm，体重 74 kg，BMI 25.0。最近数カ月で 主訴が出現。若い頃から1日1箱程度のたばこを吸う習慣があったが （35 年程度），1 年前より禁煙している。咳と痰は数年前からあり徐々 に悪化してきていた。血液が混ざったことはない。禁煙後，食欲が 増して体重が 4〜5 kg 増えたという。胸部聴診にて呼吸音正常，呼 気延長もなく，喘鳴やラ音もない。既往歴に小児喘息やアレルギーは ない。家族歴に喘息，呼吸器疾患を含め特記事項はない。

診療のポイント Point

身体所見は正常。呼吸機能検査の結果より軽症（GOLD* stage I）の慢性閉塞性肺疾患（COPD）と診断しました。 本症例では喫煙が COPD 発症の誘因であると思われま す。しかし，25〜45％ は大気汚染や小児喘息の延長など 喫煙とは無関係に発症します[1]。近年，喘息と COPD が重なった ACOS （asthma-COPD overlap syndrome）という概念があります[2]。しかし，本 症例は小児喘息の既往がなく[3]，好酸球数，IgE 値も正常範囲だったので 比較的純粋な COPD と考えてよさそうです。胸部 X 線，心電図などでも異 常を認めず，現時点で心血管疾患リスクはないと判断しました。また膝など の骨関節炎もなく，運動禁忌の要素はなさそうです。長年の喫煙者であり， 念のため低線量の胸部 CT を撮りましたが，肺がんは見つかりませんでした。

＊GOLD：Global Initiative for Chronic Obstructive Lung Disease

治療のエビデンス

GOLD StageⅠ，Ⅱ（軽症〜中等症）

◎ 長時間作用性　　　　　　FEV$_1$低下速度を緩められる。
　抗コリン薬（LAMA）　　　GOLD stageⅠ，Ⅱ[4]
　Tiotropium 吸入　　　　GOLD stageⅡ，Ⅲ[5]

☆ 肺炎球菌ワクチン　　　　肺炎発症を 38% 減少させるが，死亡率は減らない[6]。

　インフルエンザワクチン　呼吸機能悪化を 87% 抑制する[7]。

　COPD に対する薬物療法は姑息的であり，これを治癒させるものではない[8]。中等症〜重症には，テオフィリン，長時間作用性 β_2 刺激薬（LABA），長時間作用性抗コリン薬（LAMA）の気管支拡張薬，および吸入ステロイド（ICS），あるいはこれらの配合薬を使用する。ランダム化比較試験の多くは中等症以上で行われてきたが[9〜11]，2017 年，軽症例に対しても LAMA の有効性が示された[4]。長期酸素療法では入院や死亡を予防することはできなかった[12]。

生活のエビデンス

	入院率の減少	死亡率の減少
☆ 肺リハビリテーション[14]	⇩66% 減少	32% 減少
☆ テーラーメイドの運動処方箋[15]	⇩31% 減少	26% 減少
◎ 定期的運動	⇩28% 減少	24% 減少 （➡p71 生活❷）
◎ 禁煙[16]	⇩	18% 減少

主治医が強いメッセージを発する，禁煙プログラム

　COPD は肺の病気である。しかし，初期症状は呼吸困難というよりは，歩くと足がすぐにだるくなるといった筋疲労が主訴であることも多い。これに対して有酸素運動を行うことにより，筋疲労を起こしにくくなり，呼吸困難

を感じる閾値が上がり,肺の過膨張も緩和される。一方,筋トレで筋力をアップしてもCOPD悪化による入院リスクを減らすことはできない[13]。肺リハビリテーション,テーラーメイドの運動処方箋,定期的運動でCOPDの予後を改善するという確固たるエビデンスが発表されている。そのため,有酸素運動を行うことがキーとなる。

患者さんの生活習慣 仕事はデスクワークが中心で車通勤。息切れなどの症状が出るまではゴルフが趣味だったが,この1〜2年は全くゴルフができていない。仲間と麻雀をするのが好きで,週末は仲間の家に行くか競馬場に行く。平日はパチンコをする。2階建ての一軒家に住んでいる。

まだ症状は軽いので,LAMA吸入を開始すると同時に,運動による肺リハビリテーションを紹介し実施します。その際,半年くらいでモチベーションが途切れることが多いので[17],毎月運動プログラムの内容を変えながら,継続することに重点を置きます。禁煙は1年続いているものの,再開しないように注意を払う必要があるでしょう。

\ Value Talk /

バリュー・トーク

　COPD の軽症であり，放置すると日常生活を送るのにも酸素が欠かせなくなるという話をしました。吸入薬で進行を抑える点には納得してもらいましたが，有酸素運動が効果的である（➡p71 生活❶，➡p71 生活❷）という話をすると，「すぐに息が上がってしまうので不安です。息切れするようになって，たばこもやめたのに，あまりよくなっているような気がしません。ゴルフでも歩いていてすぐに疲れてしまい，よいスコアが出ないのです。そんなわけで，この 1 年はゴルフにも行かなくなってしまいました。先生，あとは悪くなる一方なのでしょうか?」と不安な胸のうちを話してくれました。「まだ軽症なので，薬と運動をしっかりやれば呼吸機能が正常化し，再びゴルフができるようになります。ただ，かなりしっかりがんばらないといけません[18]。でも，今なら十分間に合いますよ。逆に，今がんばらずに放置して，症状が悪化すると，二度とゴルフをできなくなってしまうばかりか，どこに行くにも酸素ボンベを手放せなくなるでしょう。主治医は○○さんご自身です。私はコーチです。私に言われてからやるのではなく，自ら考えて積極的に取り組んでください」と伝えると，「今なら手遅れではないのですね? ああ，今日このタイミングでここに来てよかったと思います。もう一度ゴルフに行くことを目標にがんばります」と前向きな姿勢を見せてくれました。

第1回目の外来

軽症の COPD 患者にまず伝えるべき「歩くこと」の重要性

Ⓓ **医師**　○○さんは今日駅からこのクリニックまで歩いて来られましたか?

Ⓟ **患者**　はい，途中息が上がってしまい，休み休み来ました。

Ⓓ　駅からこのクリニックまでちょうど 350 m あります。今日の帰りと，次回外来受診の時，何分かかったか計って教えてください。6 分以内であれば，合格です[19]。まず 6 分間で歩ける距離を伸ばしていくようにしましょう。家のまわりでも，どこでもよいので始めてみてください。1 日 600〜1,100 歩，歩くだけで病気をよくする効果があるのですよ[20]。本日は吸入薬の処方と同時に生活の処方箋も出しますので，こちらにサインをしてください。

[今回の生活処方箋]

> （処方箋）
>
> #1　毎日 6 分間をなるべく早く歩く。
> 1 カ月後受診まで有効

1カ月後の外来

継続して運動することが病状回復のカギ

医師　○○さん，調子はいかがですか？

患者　はい，よくなってきたと思います。近所にジムができたので，最近はトレッドミルを歩いています。最初のうちは時速 5 km で歩いても，すぐに足の筋肉がだるくなってやめていました。でも最近は，時速 6 km で 30 分くらい続けて歩けるようになりました。毎日続けるとよいみたいですね？ 前回はクリニックから駅まで途中 2 回休憩して 7 分かかりましたが，今日は駅からこのクリニックまで途中で休まずに 3 分 30 秒で来られました。

医師　ということは 6 分で 600 m ということですね？上出来です。間違いなく○○さんの病状はよくなっていますよ。ではその調子でトレッドミルを続けてみてください。

[今回の生活処方箋]

> （処方箋）
>
> #1　トレッドミルでなるべく毎日運動する → 徐々にスピードアップ，時間を長くする。
> 1 カ月後受診まで有効

2カ月後の外来

D 医師　○○さん，最近の調子はいかがですか？

P 患者　はい，調子よいです。パチンコや麻雀，競馬をやっていた時間を近所の散歩に当てています。そうするとお金も使わないし，たばこもがまんできるし，病気はよくなるし，いいことづくめです。

D　それは一石二鳥ですね。では，前回の生活処方箋を継続しましょう。

3カ月後の外来

患者の状態を見ながら運動の強度・回数をアップする

D 医師　○○さん，最近の調子はいかがですか？

P 患者　最近はトレッドミルで時速 7 km で 30 分，ゆっくりとですが走れるようになりました。外を散歩しても息が切れることもなくなってきました。まだ階段を上がると結構息が上がりますが……。

D　○○さん，トレッドミルで少し傾斜をつけて走ってみてもらえますか？ ジムにクロストレーナーがあれば，それも少し試してみてください。あと余裕があれば，ご自宅の階段の昇り降りを…… そうですね，3 往復くらいから始めて，徐々に回数を増やしてもらえますか？

P　はい，やってみます。

［今回の生活処方箋］

処方箋

#1　トレッドミルでなるべく毎日運動する → 徐々にスピードアップ，時間を長くする。傾斜をつける。

#2　クロストレーナーを試す。

#3　自宅の階段を数往復する。

1カ月後受診まで有効

バリュー・トーク　67

4カ月後の外来

患者 今まではエレベータやエスカレータを使っていたところを，階段でも歩いて上がれるようになってきました。それなりに息は上がりますが，日々，よくなっているのがわかります。

医師 ○○さん，いい感じですね。4カ月前より一息で長くしゃべれるようになりました。表情も明るくなりましたね？　来月，どれくらいよくなったか呼吸機能検査をやってみましょう。次の1カ月も同じ生活処方箋を出しますので，めいっぱいがんばってみてくださいね。

患者 がんばります。結果が楽しみです。

5カ月後の外来

再燃予防・運動継続に有効なインターバル・トレーニング

医師 ○○さん，呼吸機能検査の結果が正常化しました。慢性閉塞性肺疾患，治りましたね。

患者 ああ，よかったです。吸入薬も役に立ったと思いますが，先生の生活処方箋がとても効いた気がします。

医師 ○○さんご自身の努力の賜物だと思います。よくがんばりましたね！とはいえ，油断大敵ですよ。運動をやめたり，たばこを吸えばまた元に戻ってしまいます。

患者 はい。でも，とりあえずは次のゴルフの誘いを断らなくてすみそうで安心しました。こうなると，よいスコアを出して，皆を驚かせたいですね。先生，次の秘策は何でしょうか？

医師 そろそろインターバル・トレーニングに切り替えましょう。今はどんなトレーニングをしていますか？

患者 トレッドミルで5分くらい歩いて，身体が温まったあたりで時速6 km 5分，6.5 km 5分，7 km 15分とピッチを上げ，傾斜をつけてさらに15分走り，最後は徐々にスピードを緩め終了です。クロストレーナーも時間の余裕があるときは30分程度やっています。

医師 それだけできればゴルフ，大丈夫そうですね。スコアを伸ばすため，速

く走る，ゆっくり歩く，を交互に繰り返すインターバル・トレーニングを取り入れてみましょう。たとえば時速 7 km に達したところで，続けて時速 8 km で 0.5 km 走り，そのあと時速 5 km で 2 分間歩く，これを 5 クール繰り返してみてください。もしも身体が慣れてきたら，0.5 km を徐々に増やして 1.0 km まで走れるようにがんばってみましょう。それができたら，時速 8 km の速度を 8.5，9.0……とアップしていってください。

🅿 わかりました。なぜこのような走り方に切り替えるのでしょうか？

🅳 慢性閉塞性肺疾患の患者さんを対象にした研究があります[21]。インターバル・トレーニングをする群と連続して走る群におみくじをひくようにランダムに振り分け比較したところ，両群で患者さんの生活の質は同じくらい顕著によくなりましたが，インターバル群では練習が長続きしやすい傾向にあり，筋疲労も起こりにくいようです。やってみますか？

🅿 はい，試してみます。

[今回の生活処方箋]

> (処方箋)
>
> #1　トレッドミルを使ってインターバル・トレーニング。
> #2　クロストレーナー
> #3　自宅の階段を数往復する。
> 1 カ月後受診まで有効

6カ月後の外来

室外での活動時は大気汚染にも注意を払う

🅿 患者　インターバル・トレーニングで時速 9 km で走れるようになってきました。トレッドミルも続けますが，週末は，外でジョギングを始めてみようと思います。どうでしょうか？

🅳 医師　それはよいですね。何をやるにも走るのが基本ですが，トレッドミルで走ると飽きてしまいがちです。やはり外を走ったほうが気持ちよいですしね。

バリュー・トーク　69

Ⓟ 近所の川沿いで週末など多くのランナーが走っています。今週末あたり試してみようと思っています。

Ⓓ 大いに試してみてください。ただ，慢性閉塞性肺疾患は喫煙がいちばんの危険因子なのですが，PM2.5やオゾンなどの大気汚染によっても悪化します（➡p72 生活❸）。ですから，インターネット*で地域の大気汚染状態をチェックして空気のきれいなタイミングでジョギングするのがよいかもしれません。

*SPRINTARS（九州大学応用力学研究所気候変動科学分野）ホームページなどが参考になる。：http://sprintars.riam.kyushu-u.ac.jp/forecastj.html

[今回の追加生活処方箋]

処方箋

#4　近所のジョギング：PM2.5など大気汚染物質の状態に気をつける。
1カ月後受診まで有効

9カ月後の外来

Ⓟ 患者　先生，ゴルフコンペ，ハンディ付きでしたが優勝してしまいました。

Ⓓ 医師　それはすばらしい。目標達成ですね。本当におめでとうございます！ コーチの私もうれしいです。

Theエビデンス

生活❶ 定期的運動は COPD 4 年生存率を延長する

170人の安定している COPD 患者を対象に 48 カ月経過観察しました。運動しているか，していないかが死亡率にきわめて大きな影響を与えるのがわかります（図1）。

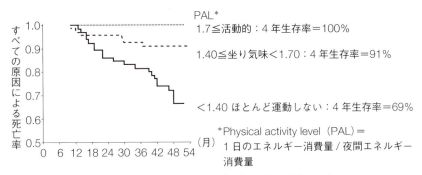

図1　COPD では運動をするかしないかで予後が天と地ほど違ってくる
(Waschki B, et al : Physical activity is the strongest predictor of all-cause mortality in patients with COPD : a prospective cohort study Chest 140 : 331-342, 2011より改変)

生活❷ 定期的運動は COPD 患者の入院・死亡リスクを約 30% 下げる

コペンハーゲンの1万人以上の国民調査で，定期的に運動している COPD 患者の COPD による入院率は28%，すべての原因による死亡率は24%，呼吸器疾患関連死は30%，ほとんど運動しない人に比べて低いことが前向きコホート研究でわかりました（図2）。

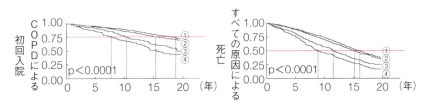

図2　COPD 患者さんの運動習慣と予後
週2時間以上の運動が効果的である〔散歩や自転車などの運動習慣が①週4時間以上，②週2〜4時間，③週2時間未満，④ほとんどない〕。
(Garcia-Aymerich J, et al : Regular physical activity reduces hospital admission and mortality in chronic obstructive pulmonary disease : a population based cohort study. Thorax 61 : 772-778, 2006 より改変)

生活❸ PM2.5やオゾンにみる大気汚染もCOPDを増やしている

国連は高血圧，喫煙，空腹時高血糖，高コレステロール血症，そして大気汚染が世界の多くの病気をつくり出していると発表しました〔global burden of diseases（GBD）2015〕。特にバングラデシュ，インド，パキスタンといった南アジア，中国などの東アジアでの大気汚染が著しく，これが原因で2015年の1年間に世界で400万人が死亡したと推定されました。この数値は25年前と比較して20％増えています。オゾンによりさらに25万人が死亡しているとされてます（表1）。

PM2.5の上昇により，COPD，肺がんなどの呼吸器疾患の増悪，発症リスクが高まるだけではなく，虚血性心疾患，脳卒中もPM2.5に長期間曝露されることにより発症のリスクが高くなります（図3）。

表1　人口10万人あたりのPM2.5による死亡頻度（人）

1. パキスタン：136.3
2. インド：133.5
3. バングラデシュ：133.2
4. 中国：84.3
5. ナイジェリア：68.9
6. ロシア：62.6
7. インドネシア：49.9
8. ブラジル：30.9
9. アメリカ18.5
10. 日本：16.8

人口の多い国10カ国のなかで頻度が高い順に並べた。

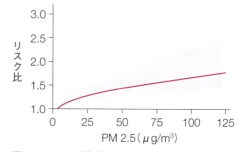

図3　PM2.5濃度とCOPD発症リスクは正比例する

(Cohen AJ, et al : Estimates and 25-year trends of the global burden of disease attributable to ambient air pollution : an analysis of data from the Global Burden of Diseases Study 2015. Lancet 389 : 1907-1918, 2017より改変)

[文献]

1) Salvi SS, et al : Chronic obstructive pulmonary disease in non-smokers. Lancet 374 : 733-743, 2009
2) Postma DS, et al : The Asthma-COPD Overlap Syndrome. N Engl J Med 373 : 1241-1249, 2015
3) McGeachie MJ, et al : Patterns of Growth and Decline in Lung Function in Persistent Childhood Asthma. N Engl J Med 374 : 1842-1852, 2016
4) Zhou Y, et al : Tiotropium in Early-Stage Chronic Obstructive Pulmonary Disease. N Engl J Med 377 : 923-935, 2017
5) Decramer M, et al : Effect of tiotropium on outcomes in patients with moderate chronic

obstructive pulmonary disease(UPLIFT) : a prespecified subgroup analysis of a randomised controlled trial. Lancet 374 : 1171-1178, 2009

6) Walters JA, et al : Pneumococcal vaccines for preventing pneumonia in chronic obstructive pulmonary disease. Cochrane Database Syst Rev. 2017 Jan 24 ; 1 : CD001390

7) Poole PJ, et al : Influenza vaccine for patients with chronic obstructive pulmonary disease. Cochrane Database Syst Rev. 2006 Jan 25 ; (1) : CD002733

8) Martinez FD : Early-Life Origins of Chronic Obstructive Pulmonary Disease. N Engl J Med 375 : 871-878, 2016

9) Vestbo J, et al : Effectiveness of Fluticasone Furoate-Vilanterol for COPD in Clinical Practice. N Engl J Med 375 : 1253-1260, 2016

10) Vestbo J, et al : Single inhaler extrafine triple therapy versus long-acting muscarinic antagonist therapy for chronic obstructive pulmonary disease(TRINITY) : a double-blind, parallel group, randomised controlled trial. Lancet 389 : 1919-1929, 2017

11) Martinez FJ, et al : Effect of roflumilast on exacerbations in patients with severe chronic obstructive pulmonary disease uncontrolled by combination therapy(REACT) : a multicentre randomised controlled trial. Lancet 385 : 857-866, 2015

12) Long-Term Oxygen Treatment Trial Research Group, et al : A Randomized Trial of Long-Term Oxygen for COPD with Moderate Desaturation. N Engl J Med 375 : 1617-1627, 2016

13) Leong DP, et al : Prognostic value of grip strength : findings from the Prospective Urban Rural Epidemiology(PURE) study. Lancet 386 : 266-273, 2015

14) Puhan MA, et al : Pulmonary rehabilitation following exacerbations of chronic obstructive pulmonary disease. Cochrane Database Syst Rev. 2016 Dec 8 ; 12 : CD005305

15) Lenferink A, et al : Self-management interventions including action plans for exacerbations versus usual care in patients with chronic obstructive pulmonary disease. Cochrane Database Syst Rev. 2017 Aug 4 ; 8 : CD011682

16) Anthonisen NR, et al : The effects of a smoking cessation intervention on 14.5-year mortality : a randomized clinical trial. Ann Intern Med 142 : 233-239, 2005

17) Beauchamp MK, et al : Systematic review of supervised exercise programs after pulmonary rehabilitation in individuals with COPD. Chest 144 : 1124-1133, 2013

18) Soriano JB, et al : Screening for and early detection of chronic obstructive pulmonary disease. Lancet 374 : 721-732, 2009

19) Celli BR, et al : The body-mass index, airflow obstruction, dyspnea, and exercise capacity index in chronic obstructive pulmonary disease. N Engl J Med 350 : 1005-1012, 2004

20) Demeyer H, et al : The Minimal Important Difference in Physical Activity in Patients with COPD. PLoS One 11 : e0154587, 2016

21) Puhan MA, et al : Interval versus continuous high-intensity exercise in chronic obstructive pulmonary disease : a randomized trial. Ann Intern Med 145 : 816-825, 2006

第6章　閉塞性睡眠時無呼吸（睡眠時無呼吸症候群）

寝ているとき「いびきがうるさく，時々息が止まる」と妻に指摘されました

CASE

主訴　寝ているとき「いびきがうるさく時々息が止まる」と妻に指摘されました。

症例　43 歳男性。会社員。身長 167 cm，体重 85 kg，BMI 30.5。いびきがうるさいのは結婚前から。「息が止まる」のに妻が気づいたのは 1 カ月くらい前からで，肩を手で軽くポンポンとたたくと呼吸を再開する。妻の話では「1 晩に 1〜2 回くらいは息が止まっている」とのこと。患者さん自身も時々夜中に目を覚ます。会議や運転中，たまに眠くなることがある。首まわりが 46 cm で，咽頭では舌が大きく扁桃腺がほとんど見えない。1 年前より血圧の上が 150 mmHg 台となり当院にて降圧薬を処方し，現在は落ち着いている。その他，特記すべき点はない。

診療のポイント Point

「息が止まる」という妻の指摘と昼間の眠気，咽頭所見で Mallampati class が 3 以上（図 1 参照），肥満，首まわりが 43 cm（女性では 40 cm）以上，高血圧から判断すると睡眠時無呼吸が強く疑われます。

　Epworth Sleepiness Scale（ESS）は 12 点で「日中の眠気が強い」と判定されました。携帯用装置を使った簡易検査で，3% 以上の酸素飽和度の低下を示す 3%ODI（oxygen desaturation index）が検査 1 時間あたり 10 回認められ，軽度の睡眠時無呼吸が疑われます。もしも 3%ODI が 15 回以上であれば中等症ないし重症が疑われ，睡眠障害の診療を専門に行っている医療機関を紹介し，1 泊して終夜睡眠ポリグラフ（polysomnography：PSG）を実

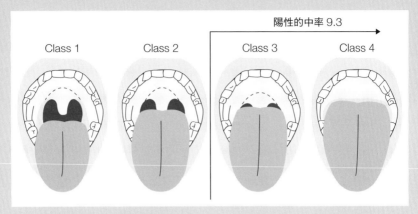

図1 Mallampati classification

施し，無呼吸低呼吸指数（apnea hypopnea index：AHI）を測定したほうがよいとわが国では推奨されています。AHI が20以上で日中の眠気などを認める睡眠時無呼吸では，経鼻的持続陽圧呼吸療法（continuous positive airway pressure：CPAP）が標準治療です。本症例はCPAP の適応がない軽症ですが，放置すれば重症に進展する可能性があり，何らかの介入が必要です。特にAHI 15を超える中等症以上の睡眠時無呼吸は交通事故[1]，認知症[2]，脳卒中，死亡のリスク[3]となりえます。AHI 30以上で重症であり，すべての原因による死亡リスクが2倍に跳ね上がります[4]。

治療のエビデンス

終夜睡眠ポリグラフ（PSG）

△ 中等・重症の睡眠時無呼吸が疑われた患者さんを，睡眠専門クリニックでPSG を用いてAHI による重症度を診断しCPAP を含む治療をしても，一般開業医が簡易検査で3％ODI 測定だけで重症度を診断しCPAP を含む治療をしても，その後のESS にみる昼間の眠気スコアおよび生活の質は同じだった（➡p83 治療❶）

経鼻的持続陽圧呼吸療法（CPAP）

△ 中等症以上の睡眠時無呼吸の患者さんにCPAP を導入しても，健康的な睡眠習慣のアドバイスに比べて血圧は下がらず，心血管疾患発症も抑制しないことがランダム化比較試験で示された（➡p83 治療❷）

生活のエビデンス

AHI 減少

○ **減量** ────────────── ⇩

600人を11年間追跡した前向き研究で，10%体重が増えると AHI が32% 増加し，逆に10% 体重が減ると AHI が26% 減少した。AHI 15以上の睡眠時無呼吸は，体重が10% 増えることで6倍のリスクとなる[5]。

◎ **厳しいダイエット** ────────── ⇩38

550 kcal/day 7 週間 9 週までに1,500 kcal/day に戻す。対照群は食事制限なし。AHI 30以上の重症例で AHI が38減少した。AHI 15〜30では AHI が12減少した[6]。

◎ **ダイエット＋運動** ──────── ⇩28

食事と運動で，4%ODI（4% 以上の酸素飽和度低下が検査1時間あたりで何回認められるか?）が28 低下した。その後，CPAP を使う群と CPAP なしの群に無作為に振り分け追跡調査したが，ODI 4 の変化に差を認めなかった。食事と運動による減量プログラムで CPAP を併用しなくても睡眠時無呼吸は十分完治しうる[7]。

○ **舌のトレーニング** ──────── ⇩14

舌，軟口蓋，顔面筋の練習には舌を震わせながら吹くディジュリドゥ（アボリジニの楽器）などが適しているとされるが，歌を歌ったり，笛などを吹くのもよいかもしれない。この筋機能訓練により AHI が14下がったとするメタ解析がある[8]。

◎ **ディジュリドゥ** ────────── ⇩6.2

舌を震わせながら吹くディジュリドゥを用いた25人のランダム化比較試験で4カ月練習する群と待機群とを比較し，練習群で AHI が6.2改善し，ESS も3.0改善した[9]。

睡眠時無呼吸は息を吸ったときの陰圧で下咽頭が狭窄～閉塞してしまうことにより，気道の入り口が閉塞してしまうことにより発生する。特に肥満に伴う脂肪沈着により下咽頭壁が厚くなると下咽頭が狭くなり，また夜間，特に入眠直後は下咽頭の筋肉が弛緩するため閉塞・無呼吸をきたしやすい。そのため体重を落とし，首まわりが細くなれば睡眠時無呼吸は改善される。CPAPを使う前に食事や運動による介入をすることにより，しない場合と比較して睡眠時無呼吸の程度が確実によくなることがメタ解析で示されている（➡p84 **生活❶**）。ただ，単に体重を減らせばよいわけではなく，脂肪，特に首のまわりの脂肪を落とす必要がある。また舌，軟口蓋，顔面筋をきたえるのも有効とされている（➡p85 **生活❷**）。

患者さんの生活習慣　営業職であり，昼はファストフードで外食，夜も接待で外食が多い。白米が好物で，朝食ではご飯を2杯食べるのが習慣。たばこは吸わないが，接待時だけではなく，家でも酒を飲むことが多い。週末は家で寝て過ごすことが多いが時々接待ゴルフが入る。学生時代は音楽部でトランペットを吹いていたとのこと。運動習慣はない。

診療戦略 Strategy　軽症なので専門医を紹介せずに生活習慣改善で3%ODIを5未満，ESS（昼間の眠気）を5未満にすることを目標とします。肥満，高血圧もあるので，食事と運動で体重を落とすことは，将来の糖尿病，脂質異常症，心血管疾患リスクを下げるためにもよいでしょう。しかし，減量は睡眠時無呼吸の症状を改善するうえで効果はありますが，完治しないかもしれません。そのときには，咽喉の筋力強化が重要となります。

＼ **Value Talk** ／

バリュー・トーク

　軽度の睡眠時無呼吸という診断を伝え，睡眠障害を専門に診療を行っている医療機関を紹介しました。同時に，1泊してPSGをとる必要のないこと，CPAPを使う必要もないこと，生活習慣改善で減量すれば十分治ることも説明しました。これに対して「まだ軽症で，入院検査や寝るときにCPAPという機器を装着する必要はないとのことで安心しました。先日上司から居眠りについて小言があり，真剣にこの問題に取り組まないといけないと感じています。また，家内からも交通事故が心配だからという理由で，車のキーを没収されてしまいました。がんばりますので，生活指導をお願いします」とやる気を示してくれました。この患者さんは，睡眠時無呼吸を放置すると将来認知症，脳卒中，死亡率が上がるということへの心配以上に，家庭や職場での眠気や疲労感を一刻でも早く解決することに価値観（バリュー）をもっています。ですから，生活改善により昼間の眠気がとれてくれば，長続きするでしょう。

第1回目の外来

まずは飲酒によるリスクを自覚してもらう

医師　○○さん，お酒がお好きなようですね？

患者　はい，いちばんの楽しみでして，ほぼ毎日飲んでいます。

医師　アルコールは睡眠時の無呼吸症状を悪化させてしまいます[10]。週に2日くらい飲まない日をつくってみませんか？　今日はこの簡易検査機器を貸し出しますので，アルコールを飲んだ日と飲まない日で無呼吸を起こす回数に差があるかどうかを比較してみましょう。また1週間後にお目にかかります。

78　第6章　閉塞性睡眠時無呼吸（睡眠時無呼吸症候群）

［今回の生活処方箋］

> ## 処方箋
>
> #1　週に2日アルコールを飲まない日をつくって，睡眠時無呼吸の改善度を比較する。
>
> 1週間後受診まで有効

1週間後の外来

主食の制限・代替でストレスをためない減量を

医師　予想どおりアルコールを飲まない日は3%ODIが5前後少ないですね。翌日昼間の眠気はどうですか？

患者　確かに飲まなかった次の日は眠くなりにくい気がします。

医師　○○さんの楽しみを奪ってしまうのも気が引けるので，できる範囲でかまわないので，ノーアルコールデーを増やしてみてくださいね。次は減量にチャレンジしてみましょうか？

患者　はい。ただ，食べるのも好きなので，できればカロリー制限はしたくないのですが……。

医師　○○さんは白米がお好きなようですね？

患者　はい。焼き肉屋に行くとご飯何杯でも食べられます。

医師　○○さん，麦飯とか玄米，雑穀米などは食べますか？

患者　はい，麦飯にとろろをかけるのは大好きです。

医師　では，麦飯・玄米・雑穀米ダイエットでいきましょう。外食が多いようですが，最近はファミレスや弁当屋，コンビニの弁当でも雑穀米を使うものが増えています。原則白米禁止で，接待のときもおかずだけ食べるようにしてください。朝は白米2杯とおっしゃっていましたが，こちらも麦飯1杯＋とろろにできますか？

患者　はい，家内と相談してみますが，なんとかなると思います。

医師　ジュースは飲みますか？

患者　はい，ジュースとはいってもなるべくスポーツ飲料や野菜・果物ジュース

バリュー・トーク　79

にしてはいます。

（D）　適宜水分をとることは大切です。しかし，今とっているジュース類をシンプルに水かお茶にしてみてください。では1カ月後にお会いしましょう。

［今回の生活処方箋］

処方箋

#1　ノーアルコールデーをなるべく多くつくる。
#2　原則白米禁止。替わりに麦飯・玄米・雑穀米をとる。おかわりもしない。
#3　ジュース類を水かお茶にする。
1カ月後受診まで有効

1カ月後の外来

1日30分程度の歩く習慣を身につける

（D）　医師　体重が2.5 kg減りました。期待以上の成果です。がんばっていますね。

（P）　患者　いえ，言われたことを守っているだけです。アルコールも週に3日くらいには減ってきました。

（D）　よいですね！　食事に関してはこれを継続してもらうとして，軽い運動を取り入れてみましょうか？

（P）　運動は苦手なほうなので……。

（D）　たとえば平日，弁当を少し遠くまで買いに行くとか，外回りのときにいちばん近い駅ではなく，2番目に近い駅まで歩くとかして，1日平均30分歩く時間をつくることはできますかね？　できなければ週末，自宅の近所を散歩して帳尻を合わせていただいてもかまいません。できれば週150分以上歩いてほしいのですが，いかがでしょうか？

（P）　その程度の運動でしたら，なんとかなると思います。

（D）　では生活処方箋を出しますね。また1カ月後に。

80　第6章　閉塞性睡眠時無呼吸（睡眠時無呼吸症候群）

［今回の追加生活処方箋］

処方箋

#4　週150分以上，歩く。
1カ月後受診まで有効

2カ月後の外来

口まわりの筋肉を鍛えるトレーニングも無呼吸の改善に有効

D 医師　体重が80 kgを切りましたね！ すごいじゃないですか！

P 患者　運動も悪くないですね。外をぶらぶら歩いていると，気分転換にもなりますし，ポジティブなよいアイデアが自然と浮かびます。また，以前は酒を飲まないとなかなか寝付けなかったのですが，散歩をするようになって寝付きがよくなり，朝もすっきり目覚めるようになりました。そのせいか昼間の眠気もだいぶよくなった気がします。

D　それはよかった。体重はこのペースで10％減，すなわち76.5 kgを目指しましょう。ところで，○○さんは口笛を吹けますか？

P　ええ。あれ，全然音が出ない。昔は得意だったのですが……。

D　舌や口を動かしたり，喉の筋肉が衰えてきているサインですね。今度は咽喉部の筋トレをしてみましょう。やり方を紹介しますね。私のまねをしてみてください（➡p85 **生活❷**）。

P　これを適宜行えばよいのですね？ 人前でやっていると変な人と思われるので（笑），風呂場や車の運転中など1人のときにやってみます。

D　あと，次回までに口笛も吹けるようにしておいてくださいね。風船を膨らませる練習も効果的だと思いますよ。

P　これは楽しそうな筋トレですね。今日からでも早速始めてみます。

バリュー・トーク　81

[今回の追加生活処方箋]

処方箋

#5　咽喉部の筋トレを行い，口笛を吹けるようにする。風船を膨らませる。
1カ月後受診まで有効

3カ月後の外来

患者の興味を引く課題を提示し，目標達成まで導く

医師　体重が 77 kg になりました。目標の 76.5 kg まではわずかです。首まわりも 42 cm となりました。順調ですね。何が減量に効いていると思いますか？

患者　最近では雨の日以外は週末も含めて 1 日 1 時間は散歩するようにしています。食事と併せて減量効果を上げたように思います。あとは例の口の筋トレですが，毎日楽しんでやっています。口笛もちゃんと吹けるようになりました。家内も「最近いびきと息が止まるのをトンと見なくなった」と言っています。昼間の眠気もだいぶとれてはきたのですが，まだもう少しってところですかね。

医師　○○さんは学生時代，トランペットを吹いていたそうですね？ 管楽器は咽喉の筋肉を鍛えるにはもってこいなのですが，再開してみませんか？ オーストラリアの研究グループが「アボリジニの使うディジュリドゥという管楽器が睡眠時無呼吸を改善する」と報告しました（➡p86 **生活❸**）。（YouTube をみせながら）こんな音がする楽器なのですが……。

患者　おお…… 魂を揺さぶられますね。新しい楽器にチャレンジするのもよいかもしれません。ちょっと調べてみます。

医師　では今度は 1 カ月後にお会いして，睡眠時無呼吸がよくなったか簡易検査とアンケートで評価しましょう。

患者　はい。結果が楽しみです。

82　第6章　閉塞性睡眠時無呼吸（睡眠時無呼吸症候群）

Theエビデンス

治療❶ 睡眠時無呼吸の診断に専門医による終夜睡眠ポリグラフが必要か?

3% ODI が 16 以上の中等ないし重症睡眠時無呼吸症候群 155 人を一般開業医群(簡易検査で診断)と,経験ある専門医が担当する睡眠センター群(PSG で診断)にランダムに振り分け,昼間の眠気が減るか,生活の質が改善するかを 6 カ月間調査しました。その結果(表1),両群において CPAP が同程度実施され,昼間の眠気スコアである ESS の改善,生活の質の改善とも両群で同程度でした。

表1 眠気スコア改善度に関する一般開業医群対睡眠センター群の比較

	一般開業医群	睡眠センター群
初期治療	87人	74人
CPAP	73人(90%)	52人(70%)
機器を使わない	2人(2%)	18人(24%)
下顎前進口腔スプリント	1人(1%)	3人(4%)
同意撤回	8人(7%)	1人(1%)
6カ月後治療	64人	68人
CPAP	51人(63%)	45人(61%)
機器を使わない	7人(9%)	12人(16%)
下顎前進口腔スプリント*	6人(7%)	11人(15%)
ESS score		
登録時	12.8	12.5
6カ月後	7.0	7.0
変化量	5.8	5.4

＊下顎前進口腔スプリント:mandibular advancement splint(MAS)
(Chai-Coetzer CL, et al : Primary care vs specialist sleep center management of obstructive sleep apnea and daytime sleepiness and quality of life : a randomized trial. JAMA 309 : 997-1004, 2013 より改変)

治療❷ CPAP は心血管イベントを防がない

45～75歳,中等症～重症の睡眠時無呼吸患者2,717人を CPAP＋通常医療(CPAP群)と通常医療群(健康的な睡眠習慣のアドバイス)にランダムに振り分け平均 3.7 年追跡調査し,心血管疾患の発症リスクを比較しました(図2)。その結果,両群において心血管イベント発生率は同じで,CPAP を導入しても,心血管疾患(心血管疾患による死亡,心筋梗塞,脳卒中,心不全による入院,不安定型狭心症を含む急性冠動脈症候群,一過性脳

虚血発作）の発症を予防できないことがわかりました。また，この結果はメタ解析でも証明されました。

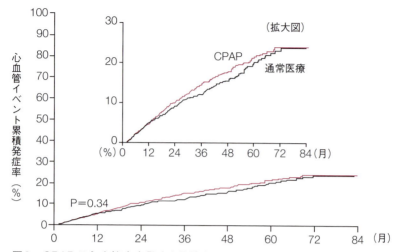

図2　CPAPは心血管疾患発症を予防するか？
(McEvoy RD, et al : CPAP for Prevention of Cardiovascular Events in Obstructive Sleep Apnea. N Engl J Med 375 : 919-931, 2016/Yu J, et al : Association of Positive Airway Pressure With Cardiovascular Events and Death in Adults With Sleep Apnea : A Systematic Review and Meta-analysis. JAMA 318 : 156-166, 2017 より改変)

生活❶　運動と食生活での症状改善

　食事による摂取カロリーを減らす，運動，あるいは食事と運動の両方による減量が，CPAPなしに睡眠時無呼吸の指標であるAHIあるいはODI4をどの程度減らすかを評価した研究のメタ解析が報告されました。ランダム化比較試験のメタ解析では，食事だけでは効果がなく，運動である程度改善，運動と食事を併せることにより大きな睡眠時無呼吸重症度の改善効果を生んでいます。食事，運動の介入をする前後でAHIないしODI4の改善度をみた介入研究のメタ解析結果が表2です。ここでは食事＞運動＞食事＋運動の順で改善効果がありました。

表2 食事 and/or 運動で CPAP を回避できるか?

	ランダム比較試験		介入前後での比較試験			
	AHI 低下	P 値	AHI 低下	P 値	ODI4 低下	P 値
食事	−4.42	0.39	−15.00	0.005		
運動	−4.66	0.005	−10.50	0.006		
食事＋運動	−10.00	<0.0001	−7.33	0.02		
合計	−6.04	0.02	−12.26	0.0001	−18.91	<0.00001

　介入前と介入後の AHI 改善度をみたバブルプロット（図3a）では，介入前の AHI が大きい，すなわち重症であるほうが，生活習慣の介入効果が大きいことがわかります。一方，介入による減量の程度と介入後の AHI 改善度をみたバブルプロット（図3b）では，減量程度と AHI の改善には相関がありませんでした。

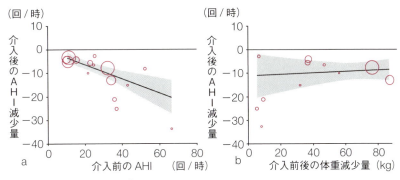

図3　減量しても AHI は減らない
〔表2，図3とも Araghi MH, et al : Effectiveness of lifestyle interventions on obstructive sleep apnea(OSA) : systematic review and meta-analysis. Sleep 36 : 1553-1562, 2013 より改変〕

生活❷　口腔，下咽頭筋のトレーニング

　筋機能療法（myofunctional therapy : MT）とは，軟口蓋，舌，顔面筋を鍛え，顎の機能を整えるものです。軟口蓋の訓練には母音を発音し続けるか，断続的に発します。舌の運動には，舌で歯の周囲をなめたり，硬口蓋を舌先でなでたり，硬口蓋〜軟口蓋にかけて舌全体で押し上げたり，舌で下の前歯の歯茎を強く圧迫します。顔面筋に関しては，口輪筋を使って口をすぼめたり，笑顔をつくったりします。また，頬筋を鍛えるにはストローで吸引したり，口の中に指を入れて頬筋や下顎を圧迫したりします。風船を膨らませるのも頬筋や顎の筋肉の訓練にはよいかもしれません。嚥下訓練では，歯は噛んだ状態，舌は動かさず固定，

なるべく口腔の筋肉は使わず，水を咽頭の筋肉で飲み込む練習をします。
　このMTをする前後でAHI，ESSの改善度をみた研究のメタ解析によると，AHIは半減，ESSも72％改善していました（図4）。

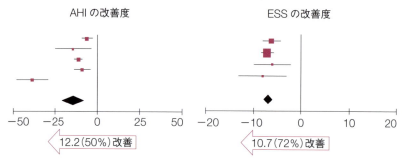

図4　筋機能療法で睡眠指数は改善する
（Camacho M, et al：Myofunctional Therapy to Treat Obstructive Sleep Apnea：A Systematic Review and Meta-analysis. Sleep 38：669-675, 2015 より改変）

生活❸　ディジュリドゥ

　AHI 15～30の睡眠時無呼吸の患者さんを，ディジュリドゥを4カ月練習する群としない群にランダムに振り分け，その改善度を評価しました。練習群は対照群と比較してAHIが6.2，昼間の眠気が3.0改善していました（図5）。

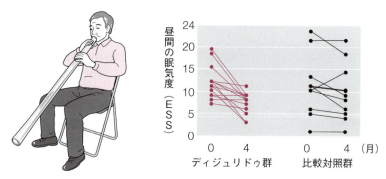

図5　ディジュリドゥ練習で昼間の眠気が改善する
（Puhan MA, et al：Didgeridoo playing as alternative treatment for obstructive sleep apnoea syndrome：randomised controlled trial. BMJ 332：266-270, 2006）

[文献]

1) Terán-Santos J, et al : The association between sleep apnea and the risk of traffic accidents. Cooperative Group Burgos-Santander. N Engl J Med 340 : 847-851, 1999

2) Haba-Rubio J, et al : Sleep characteristics and cognitive impairment in the general population : The HypnoLaus study. Neurology 88 : 463-469, 2017

3) Yaggi HK, et al : Obstructive sleep apnea as a risk factor for stroke and death. N Engl J Med 353 : 2034-2041, 2005

4) Jonas DE, et al : Screening for Obstructive Sleep Apnea in Adults : Evidence Report and Systematic Review for the US Preventive Services Task Force. JAMA 317 : 415-433, 2017

5) Peppard PE, et al : Longitudinal study of moderate weight change and sleep-disordered breathing. JAMA 284 : 3015-3021, 2000

6) Johansson K, et al : Effect of a very low energy diet on moderate and severe obstructive sleep apnoea in obese men : a randomised controlled trial. BMJ 339 : b4609, 2009

7) Kajaste S, et al : A cognitive-behavioral weight reduction program in the treatment of obstructive sleep apnea syndrome with or without initial nasal CPAP : a randomized study. Sleep Med 5 : 125-131, 2004

8) Camacho M, et al. Myofunctional Therapy to Treat Obstructive Sleep Apnea : A Systematic Review and Meta-analysis. Sleep 38 : 669-675, 2015

9) Puhan MA, et al : Didgeridoo playing as alternative treatment for obstructive sleep apnoea syndrome : randomised controlled trial. BMJ 332 : 266-270, 2006

10) Peppard PE, et al : Association of alcohol consumption and sleep disordered breathing in men and women. J Clin Sleep Med 3 : 265-270, 2007

第7章　過敏性腸症候群

左下腹部の痛みと，
軟便が数カ月続いています

CASE

主訴　左下腹部の痛みと，軟便が数カ月続いています。

症例　24歳女性。子どもの頃からお腹が弱いほうだったが，半年前くらいから主訴が出現。特にここ3カ月はひどく，週に1〜2回は腹痛とそれに引き続く軟便〜水様下痢がみられる。腹痛は排便後落ち着く。「外出前，十分便を出し切っていますが，それでも外出先で腹痛に下痢を伴うことがあり，困っています」と不安そうな表情。腹痛で夜間眠れない，起きてしまうということはない。以前は1日1回の正常便であった。血便や体重減少はない。既往歴なし。家族歴にも炎症性腸疾患，大腸がんを含めて特記事項なし。身体所見で下腹部痛と鼓腸，腸雑音亢進を認める。腹部に腫瘤病変は触知せず，その他の所見もない。

診療のポイント

Point

症状経過から過敏性腸症候群（irritable bowel syndrome：IBS）と診断しました。このケースは下痢型ですが，ほかに便秘型，下痢と便秘の混合型，分類不能型があり，同じ病名でも症状と経過は多彩です。炎症性腸疾患などを鑑別するために専門医を紹介したい衝動に駆られます。しかし，IBSが疑われる患者さんを対象としたランダム化試験では，症状のみから診断する群と，血液，便検査，大腸鏡による生検まで実施して他疾患を鑑別する群とで正診率に差はなく，当然ながら検査をしないほうが医療費は抑えられていました[1]。よって，代表的な診断基準であるRome IVを満たす典型的なIBSであれば症状・症候から診断するのが望ましいといえます[2]。また，IBSの

腹部症状が不安やうつ状態を引き起こし，これがさらに腹部症状を悪化させるという悪循環に陥る可能性があります。したがって，メンタル面にも注意を払う必要があります。

治療のエビデンス

IBS 便秘	症状改善率
☆ リナクロチド（リンゼス®）	↓20% 減少[2,3]
☆ ルビプロストン（アミティーザ®）	↓9% 減少[2,3]

　FDA（米国食品医薬品局）が承認していて日本でも IBS 治療に使用できるものは以上の 2 薬剤である。しかし，便秘型にのみ有効とされる。

生活のエビデンス

IBS	症状改善率
☆ 可溶性食物繊維	↓17% 減少[4,5]
× 非可溶性食物繊維	
◎ 低 FODMAP 食	⇩50% 減少（➡p98 生活❶）
◎ ペパーミントオイル〔コルペルミン（国内未発売）〕	⇩49% 減少[3,6]
◎ 低グルテン食	⇩42% 減少（➡p98 生活❷）
◎ プラセボ効果	↓24% 減少（➡p99 生活❸）
☆ プロバイオティクス	↓21% 減少[3]

　可溶性食物繊維の摂取が便秘によいことは知られているが，最近低

FODMAP 食やグルテンをあまり含まない食事も注目されている。しかし，食事介入の質を均一に保てないためか，メタ解析においても不均一性が高く，その効果は不確実要素が多い。ペパーミントオイルも有効だが，日本では個人輸入となる。

患者さんの生活習慣　アパレル関係の会社に入社して 2 年目。一人暮らしで，朝はパンと牛乳。昼は弁当かファストフード，コーヒー店でサンドイッチ，ビスケットで済ませることもある。パスタやうどんなどの麺類が好き。夜は自炊か，仕事で遅くなるときは近所のスーパーで惣菜を買って帰る。運動習慣はない。会社の忘年会などで多少飲酒することはあるが，めったに飲まない。非喫煙者。

病変があるわけではないので，症状の緩和が治療の主目的となります。そのためには，本人の訴えに十分耳を傾け，つらさに対して共感を示し，IBS がどのような病態であるかを説明します。IBS ではプラセボも有効であることから，診療初期に信頼関係を構築することがきわめて重要となります。多くの患者さんにおいて，いつ起こるかわからない腹痛と下痢に対する不安がストレスとなり，このストレスがさらに病状を悪化させています。そのため，まずはロペラミド（ロペミン®）などの薬を使って下痢症状を和らげ，腹部症状に起因する不安を取り除き悪循環を断ち切ります[7]。いったん落ち着いたところで，食生活のなかで何がトリガーになっているかを見つけ出し，トリガー食材を避けることで寛解状態を長く保ちます。長期に寛解状態を維持すれば，原因食材を多少摂取してもさほど強い症状が出ることは少なくなるでしょう。その点が食物アレルギーとは異なります。

\ Value Talk /

バリュー・トーク

　過敏性腸症候群（IBS）という診断，実は若い人にとても多い病気で数人に1人の割合でみられる[8)]ので悩んでいるのは○○さんだけではないこと，腹痛のきっかけになる食材を見つけこれを避ければ症状はかなり緩和される点を説明しました。腹部症状が出現する前に，会社やプライベートでショッキングな出来事はなかったかたずねると，「アパレル関係の会社で働いています。現場でお客様と話すのはとても楽しいですが，先日接客中に急にお腹が痛くなって，話を中断してトイレに行ったことがありました」と話してくれました。これは IBS の誘因というよりは結果ですが，「お腹の症状が，仕事も含め日常生活を送るうえで支障をきたさないようにする」ことに希望（バリュー）があると理解しました。

第1回目の外来

服薬による下痢症状のコントロールでストレスを軽減する

🅟 **患者**　通勤に1時間半かかるので，朝はトイレでお腹の中のものを出し切るようにしています。それでも，途中でトイレに入らなくてはならないこともあります。そんな状態が週に1〜2回もあるものですから，不安です。治るのでしょうか？

🅓 **医師**　IBS は若い人に多い病気です。時間はかかりますが，多くの患者さんでは症状がなくなっています[9)]。ただ，まずは下痢のほうを薬で落ち着かせるようにしましょう。○○さんの場合，IBS で腹痛や下痢があることが日常の大きなストレスとなり，このストレスがさらに病状を悪化させているようです。まずこの悪循環を断ち切るために，1週間下痢止めを試してみましょう。この薬は腸の神経に作用することにより，腸の運動を抑制したり，水分の腸管吸収を促進する効果があります。

1週間後の外来

食事内容や症状出現時の記録をつけ，腹痛トリガーを特定する

患者 先生にいただいた薬，とても効きました。この1週間，腹痛と下痢は治まり，普通の便が1日1回で済むようになりました。

医師 それはよかったです。では，もう1週間分処方しておきますが，これは普段持ち歩かれるとよいと思います。お腹の調子が怪しいときに内服してみてください。

患者 はい。この薬をもっているだけで安心です。先生は「腸に腫瘍があってこれを手術で取り除いたり，炎症があってステロイドなど特別な薬を使わなくてはならない病気ではない」とおっしゃいました。では，なぜお腹が痛くなるのでしょうか？ ストレスからくるもので，これを断たなくてはだめでしょうか？

医師 確かにストレスがかかるとこの病気は悪化します。しかし今回，会社でのストレスは変わらないのに腸に働く薬を使って症状がよくなり，不安もだいぶ和らいだということは，やはり最初に腸に病気があって，腹痛や下痢により二次的に不安が強くなったと考えたほうが自然です。前回の表情とは打って変わって，今日の○○さんの表情は穏やかに見えますよ。

患者 では食べ物がいけないのでしょうか？ ファストフード店の特に脂っこいものを食べると下痢したり，ナッツを食べたあとお腹のグルグルいう音が聞こえます。

医師 お腹が弱い体質の人では，パンや麺類に含まれるグルテンやタマネギなどに含まれるフルクタンを摂取すると，腸粘膜のバリア機能が劣化し，いろいろな物質が体内に侵入しやすくなります。そうすると腸の粘膜下で炎症が起き，お腹がグルグルいったり，腸粘膜から分泌される粘液の量が増え，お腹が痛くなって下痢をしてしまうのです。また，炎症性のホルモンが脳に到達すると不安を覚えます[10]。○○さんは子どもの頃からお腹が弱いほうだったとおっしゃっていましたが，IBSの素因があるところに会社でのストレスが重なってIBSの病状を悪化させた，とも考えられます。

患者 ストレスだけで症状が出ているのだとずっと思っていました。

医師 先ほどの話に戻りましょう。今日から食べたものと症状を日誌につけていただいてもよいですか？ スマホで写真を撮っていただいてもかまいません。

92 第7章 過敏性腸症候群

そして，お腹の調子が悪ければ，どの食材・食品の摂取がきっかけあるいはトリガーになっているか自分なりに推測してみてください。

🅟 はい。

🅓 IBSの患者さんの病状悪化のきっかけは人それぞれ違います。○○さんの腹痛トリガーが見つかれば，それを避ければよいので，まずはそこから始めてみましょう。

［今回の生活処方箋］

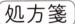

#1 食事内容と腹部症状を日誌につける。

1カ月後の外来

下痢を誘発する食材を断つ際は，期間を区切りメンタル面に配慮を

🅓 **医師** この1カ月，体調はどうでしたか？

🅟 **患者** 基本的にはよかったのですが，2回薬を使いました。

🅓 それは何を食べたあとですか？

🅟 はい，ファストフード店のハンバーガーと脂肪の多いステーキを食べたあとです。20〜30分でお腹がゴロゴロいいだしてトイレに駆け込んだので，因果関係は明らかだと思います。

🅓 なるほど，まず脂っこい食事がよくないことがわかりました。丁寧に日誌をつけてくださっていますが，他にこれが原因ではないかと予想した食品はありますか？

🅟 牛乳を飲んだあとや，ナッツを食べるとお腹がグルグルいっているのがわかりました。パン，パスタなど小麦食品を食べたあとはお腹が張りやすく，やたらとガスが出やすいように感じました。それからリンゴを食べたあとも胃がキリキリと痛みました。

🅓 なるほど。よく観察されましたね。核果といって，種が硬い果物のリン

ゴ，ナシ，モモ，スイカ，カキなどはよくありません。できれば，バナナ，オレンジ，ブドウに切り替えられますか？

🅿 はい。いつもリンゴを食べると胃が痛くなるので好きではなかったんです。以前，スイカを食べて下痢をしたこともありますが，単なる食べ過ぎだと思っていました。

🅳 パン，パスタ，ピザ，うどんなどの小麦食品もできれば米に替えてみてください。グルテンはどうしても腸に負荷がかかるようです。外食するときはイタリア料理が多いということでしたが，ニンニクや玉ねぎ，アスパラガス，アーティチョークの入った料理，唐辛子の効いたものも食べますか？

🅿 え，イタリア料理といえば，たいがいニンニクやホットペッパーが使われていますよね……これも食べちゃダメですか？

🅳 「一生食べるな」というわけではありませんが，1カ月くらい試験的にやめてみませんか？ そのあと3カ月くらい症状が落ち着いていれば徐々に食べられるようにしましょう。

🅿 はい，やってみます。

🅳 あとは，脂の多い肉やファストフードのハンバーガー，乳製品，ナッツも試験的に1カ月やめられるとよいのですが……厳しいですか？

🅿 でも，全部思い当たる食品ですし，また外出中や接客中にお腹が痛くなるのも嫌ですから……がんばってみます。

🅳 では，次の1カ月も日記も継続してみてくださいね。

［今回の追加生活処方箋］

```
┌─────────────────────────────────────────┐
│ (処方箋) ┌──────────────────────┐        │
│ ─────────────────────────────────────── │
│ #2  リンゴ，ナシ，モモ，スイカなどの核果をバナナ，オレンジ，ブドウに替える。 │
│ #3  パン，パスタ，ピザ，うどんなどの小麦食品を米に替える。      │
│ #4  ニンニクや玉ねぎ，アスパラガス，アーティチョーク，唐辛子を避ける。│
│ #5  脂の多い肉やファストフードのハンバーガー，乳製品，ナッツを避ける。│
│ 1カ月後受診まで有効                          │
└─────────────────────────────────────────┘
```

2カ月後の外来

加工品に含まれる添加物にも注意し，整腸を図る

D 医師　この1カ月の体調はいかがでしたか？

P 患者　はい，以前より劇的によくなったと思います。ただ今月も2回お腹をこわしました。薬は使わなかったのですが……。

D　どのようなときでしょうか？

P　1回は友人と豆腐料理を食べにいったときです。

D　豆腐はたくさん食べると下痢をするかもしれません。豆腐に含まれるにがりの主成分がマグネシウムで，これは便を緩くする働きがあります。病院でも便秘の人にマグネシウムを処方するんですよ。豆腐も少しなら問題ありませんが，たくさん食べる場合は注意が必要ですね。2回目は？

P　友人の結婚披露宴のときです。夜出席し，翌朝，お腹をこわしました。メニューを持ってきましたが，パンとバター，肉の脂身は食べていませんし，コーヒーもブラックにしました。

D　かなり凝った創作料理のようなので，判断が難しいですね。ケーキはどうですか？

P　あ……これは乳製品ですものね。おいしかったのでつい食べてしまいました。ケーキ類も避けたほうがよいでしょうか？

D　女性の楽しみを奪ってしまうようで心苦しいのですが，しばらくの間だけお願いします。あとはチョコレート。チョコレートにミルクが混ざっているのはご存知ですか？　ビスケットには小麦が含まれていますし，コーヒーなどカフェイン入り飲料も腹痛の原因になります。でも，今回は披露宴の途中でお腹が痛くなったのではなく，翌朝ですから，以前よりだいぶよくなりましたよね？

P　はい，確かにこの程度であれば，仕事に支障があったわけではありませんし，許容範囲なのかもしれません。

D　加工品には添加物などが記載されているのをご存知ですよね？　表示を見てソルビトールといった「〜オール」と書いてあるものや，乳化剤が入っているものはなるべく食べないようにしてください。

P　どうしてですか？

バリュー・トーク　　95

Ⓓ　まだ実験レベルですが，これらの物質が腸管粘膜の細胞間結合を緩めて透過性を亢進させ，炎症を起こすことで[11]，腹痛や下痢をきたす可能性があることがわかってきたのです。

Ⓟ　ちょっと難しくてわかりにくいのですが，つまり添加物には注意せよということですね。

Ⓓ　はい，「～オール」と乳化剤だけ覚えておいてください。あとは，その日の体調，風邪をひいていたり，お腹が冷えたり，ちょっとカロリーの高いものを食べすぎたりといった悪条件が複数重なってお腹の症状が出たのかもしれませんね。もう1カ月がんばってみましょう。そして症状がなくなったところで，薬を使わずに済めば，少しずつ食事制限を緩めていくことにしましょうか？

[今回の追加生活処方箋]

> 処方箋
>
> #6　ケーキ，チョコレート，ビスケット，カフェイン入り飲料を避ける。
> #7　～オール，乳化剤が添加されている食品を避ける。

3カ月後の外来

食事制限を緩め，患者のモチベーションを保つことも大切

Ⓓ　医師　この1カ月は安定していました。薬も1度も飲んでいません。

Ⓟ　患者　○○さん，やりましたね。それではお約束どおり，少しずつ制限を緩めていきましょうか？最初に何が食べたいですか？

Ⓟ　トマトのパスタが食べたいです。家でニンニクを入れずにつくってみます。

Ⓓ　○○さん，うれしそうですね！私も○○さんの笑顔を見ることができてうれしいです。また，体調がすぐれないようでしたらいつでもいらしてください。

Ｔｈｅエビデンス

治療❶ FODMAP の少ない食事とは？

FODMAP とは発酵性オリゴ糖（Fermentable Oligosaccharides），二糖類（Disac-charides），単糖類（Monosaccharides），ポリオール（Polyols）の略です。

これらの短鎖炭水化物と糖アルコールは小腸で十分吸収されないため，腸内細菌により発酵されます。これらにより高い浸透圧とガスが発生するため，お腹が張ったり便が緩くなったりします。以下に FODMAPs の多く含まれる食品と少ない食品の例を挙げます（表1）。

表1　FODMAPs の多い食品と少ない食品

	高 FODMAP 食品	低 FODMAP 食品
果物	種が硬い果物（核果）：リンゴ，アプリコット，ブラックベリー，さくらんぼ，柿，グレープフルーツ，マンゴー，ネクタリン，桃，洋ナシ，プラム，プルーン，ザクロ，スイカ，缶詰のフルーツ，ドライフルーツまたはフルーツジュースからの高濃度フルクトース	バナナ，ブルーベリー，メロン，ブドウ，キウイ，レモン，ライム，みかん，マンダリンオレンジ，オリーブ，パパイヤ，パイナップル，ラズベリー，イチゴ，イチジク，ドリアン，アボカド（全体の 1/8 限度）
穀物	小麦，ライ麦，大麦，クスクス	米，トウモロコシ，オーツ麦，キヌア，グルテンフリー製品
乳製品	ミルク（牛，山羊，羊），バターミルク，生クリーム，カスタード，アイスクリーム，マーガリン，カッテージチーズとリコッタを含むソフトチーズ，ヨーグルト，豆乳（米国）	アーモンドミルク，米乳，バター，カマンベール，モッツァレラ，パルメザンなどの硬いチーズ，乳糖を含まない乳製品
蛋白質	豆類全般	豆類以外
甘味料	アガベ，フルクトース，はちみつ，イソマルト，マルチトール，マンニトール，糖蜜，ソルビトール，キシリトール	スクラロース，アスパルテームなど英語表記した際の末尾が「-ol」で終わらない人工甘味料，黒砂糖，グルコース，メープルシロップ，粉砂糖，白砂糖
野菜	アーティチョーク，アスパラガス，アボカド，ビーツ，芽キャベツ，カリフラワー，セロリ，ニンニク，ニラ，きのこ，オクラ，玉ねぎ，豆，エシャロット，ブロッコリー，ネギ，エンドウ豆	ルッコラ，筍，ピーマン，チンゲン菜，人参，キャベツ，トウモロコシ，ナス，ケール，レタス，パセリ，じゃがいも，春タマネギ（緑色部分のみ），ホウレンソウ，スイートポテト，キュウリ，カボチャ，トマト，カブ，ヒシの実，ズッキーニ

（https://www.verywell.com/foods-on-the-low-fodmap-diet-1944679 およびCozma-Petruț A, et al：Diet in irritable bowel syndrome：What to recommend, not what to forbid to patients! World J Gastroenterol 23：3771-3783, 2017より改変）

97

生活❶ FODMAP の少ない食事で IBS の症状は改善

IBS 患者さん 30 人と健常者 8 人を対象に無作為単盲検クロスオーバー比較試験を実施したところ, 低 FODMAP 食で明らかな症状の改善を認めました(図1)。これは下痢型であろうと便秘型であろうと同様でした(図2)。

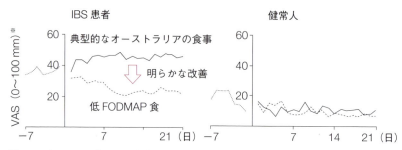

図1　FODMAP 食による症状改善効果
(図1,2とも Halmos EP, et al : A diet low in FODMAPs reduces symptoms of irritable bowel syndrome. Gastroenterology 146 : 67-75, 2014)

*VAS Visual analogue scale ⎰100：今まで経験した中で最悪の症状の強さ
　　　　　　　　　　　　　⎱ 〜
　　　　　　　　　　　　　　0：症状なし

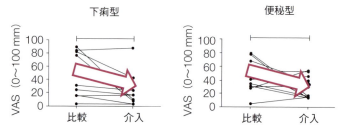

比較：典型的なオーストラリアの食事
介入：低 FODMAP 食

図2　低 FODMAP 食の IBS 下痢型, 便秘型に対する効果

生活❷ グルテンフリー食で IBS の症状は改善

IBS 患者さん 34 人を対象にグルテン入りマフィン＋パン食群とグルテン抜きマフィン＋パン食群にランダムに振り分け, 二重盲検で比較試験を実施したところ, グルテン抜きの群で明らかな症状の改善を認めました(図3)。

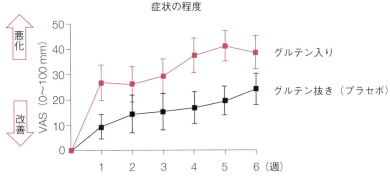

図3 食事からグルテンを抜くことで症状が改善する
(Biesiekierski JR, et al：Gluten causes gastrointestinal symptoms in subjects without celiac disease：a double-blind randomized placebo-controlled trial. Am J Gastroenterol 106：508-514, 2011より改変)

生活❸ プラセボでも IBS の症状は改善

47人の IBS 患者さんを対象に,「これは砂糖が入っているだけですが,心身の自己回復機能を介して IBS 症状を顕著に改善することが臨床試験で確認されています」と言いながらプラセボの錠剤を渡す群と,通常の診療をする群に無作為に振り分け,3週間経過観察しました。その結果,プラセボ群において IBS-GIS(IBS Global Improvement Scale), IBS-SSS(IBS Symptom Severity Scale)ともに症状が緩和されていました(図4)。また,適

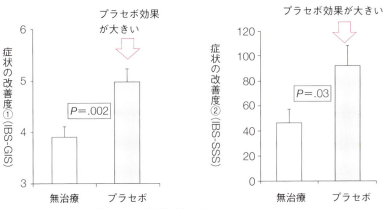

図4 IBS 症状はプラセボでも改善効果がある
(Kaptchuk TJ, et al：Placebos without deception：a randomized controlled trial in irritable bowel syndrome. PLoS One 5：e15591, 2010 より改変)

切な寛解(IBS-AR)はプラセボ群で59%にみられたのに対して，通常治療群では35%でした。プラセボが効果を発揮することから，IBSの治療には心理的アプローチも効果が大きそうです。

［文献］

1) Begtrup LM, et al : A positive diagnostic strategy is noninferior to a strategy of exclusion for patients with irritable bowel syndrome. Clin Gastroenterol Hepatol 11 : 956-962.e1, 2013

2) Ford AC, et al : Irritable Bowel Syndrome. N Engl J Med 376 : 2566-2578, 2017

3) Ford AC, et al : American College of Gastroenterology monograph on the management of irritable bowel syndrome and chronic idiopathic constipation. Am J Gastroenterol 109 Suppl 1 : S2-26 ; quiz S27, 2014

4) Moayyedi P, et al : The effect of fiber supplementation on irritable bowel syndrome : a systematic review and meta-analysis. Am J Gastroenterol 109 : 1367-1374, 2014

5) Bijkerk CJ, et al : Soluble or insoluble fibre in irritable bowel syndrome in primary care? Randomised placebo controlled trial. BMJ 339 : b3154, 2009

6) Khanna R, et al : Peppermint oil for the treatment of irritable bowel syndrome : a systematic review and meta-analysis. J Clin Gastroenterol 48 : 505-512, 2014

7) Mayer EA : Clinical practice. Irritable bowel syndrome. N Engl J Med 358 : 1692-1699, 2008

8) Drossman DA, et al : AGA technical review on irritable bowel syndrome. Gastroenterology 123 : 2108-2131, 2002

9) Halder SL, et al : Natural history of functional gastrointestinal disorders : a 12-year longitudinal population-based study. Gastroenterology 133 : 799-807, 2007

10) Liebregts T, et al : Immune activation in patients with irritable bowel syndrome. Gastroenterology 132 : 913-920, 2007

11) Glynn A, et al : Are additive effects of dietary surfactants on intestinal tight junction integrity an overlooked human health risk? - A mixture study on Caco-2 monolayers. Food Chem Toxicol 106 : 314-323, 2017

第8章　一過性脳虚血発作

軽い脳卒中を起こしましたが
無事に退院できました

CASE

主訴　軽い脳卒中を起こしましたが，無事に退院できました。

症例　62歳男性 。身長168 cm，体重66 kg，BMI 23.4。ウエスト・ヒップ比1.05。血圧126/74 mmHg。LDLコレステロール 82 mg/dL，HDLコレステロール 55 mg/dL(スタチンを内服中)。糖尿病，睡眠時無呼吸を含め合併症なし。家族歴：父親は事故死，母親は高血圧がある以外は健康。もともと当院で脂質異常症の診断でスタチン投与中だった。1週間前，「うまくしゃべれない」ということで当院受診 。FASTによる簡易診断で[1]，脳梗塞が疑われたため，近くの総合病院に救急搬送した。

> Face Arm and Speech テスト(FAST)
> Face：「笑ってください」⇒ 顔の片側が垂れる(左右対称ではない)。
> Arm：「両手を上げてください」⇒ 片方の腕が下に下がってしまう。
> Speech：「私のしゃべるフレーズを繰り返してみてください」⇒ スムースにしゃべれない。
> Test or Time：上記の1つでも認められれば救急搬送する。

　1週間後，紹介状の返事があった。診断名は一過性脳虚血発作(transient ischemic attack：TIA)。発症1時間以内に病院に到着し，まだ発語障害があったためrecombinant tissue plasminogen activator(rt-PA)を静脈投与。発症1時間以内に臨床症状は消失した。MRIで梗塞がないことが診断根拠 。ただし，CT血管撮影(CTA)にて内頸動脈に70%の狭窄を認めた。入院中，心房細動は認めず，経胸壁心エコーで右左シャントなどの異常も認めなかった。「アスピリンとジピリダモールの継続処方も含め，今後の外来フォローアップは貴院でお願いします」となっていた。TIA発症2週間後，患者が当院外来を受診した。

診療のPoint rt-PAが脳梗塞発症3時間以内に静脈内投与されると，麻痺を残さず回復する確率が高まります[2]。そのため，プライマリ・ケアで脳梗塞を疑った時点で，なるべく早く対応可能な救急病院に搬送することが重要です。発症2週間後の受診時，BMIは25未満で正常範囲ですが，ウエスト・ヒップ比が1.05で，臀囲より腹囲のほうが大きい洋ナシ型で，内臓肥満に加え足腰の筋肉量が落ちている体型でした。この体型は座り姿勢が長い人にみられる傾向にあります。脳卒中のリスクを考える際，BMIではなくウエスト・ヒップ比のほうが重要で，図1のように男性では0.91あるいは0.96以上で脳卒中のリスクが上昇します[3]。したがって，この患者さんは，脳卒中ハイリスクです。

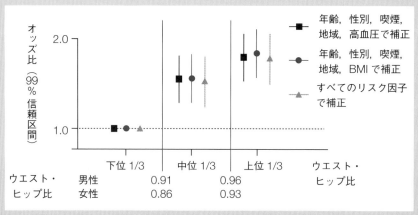

図1 おなかが出ている人は脳卒中になりやすい
〔O'Donnell MJ, et al : Risk factors for ischaemic and intracerebral haemorrhagic stroke in 22 countries(the INTERSTROKE study) : a case-control study. Lancet 376(9735) : 112-123, 2010 より改変〕

治療のエビデンス　　　急性期治療後の脳卒中二次予防効果

☆　**抗血小板薬** ──────── ⬇80%（➡p110 治療❶）
　　アスピリン
　　ジピリダモール

◎　**血圧コントロール** ──── ⬇80%（➡p110 治療❷）
　　125〜144 mmHg

◎　スタチン ─────────── ↓16%[4]

生活のエビデンス

◎　定期的運動 ────────── ↓28.5%[3]（➡p111 生活❶）

◎　ウエスト・ヒップ比 ────── ↓26.5%[3]（➡p102 診療のポイント）
　　　　　　　　　　　　　　　男性0.91以下
　　　　　　　　　　　　　　　女性0.86以下

◎　健康的な食事 ───────── ↓18.8%[3]
　　　　　　　　　　　　　　（➡p112 生活❷，➡p113 生活❸）

☆　過労を避ける ───────── ↓（➡p113 生活❹）

患者さんの生活習慣　トラックの長距離ドライバーで，地方で新鮮な魚などを仕入れて，それを都市部の料亭などに運んでいる。2:00〜20:00の18時間連続勤務が多い。名目週40時間の仕事量だが，突発的に仕事が入ったり，残業もあるので実際には週50〜60時間程度勤務している。運動習慣は全くない。ほとんど外食であるが，今まで高血圧を指摘されたことはない。5年前から禁煙している。非番の日は酒を飲んでいることが多く，飲酒量は月平均焼酎30杯程度。

外来ではTIA，脳梗塞の二次予防が中心になります。TIA発症後2日以内に5%は脳梗塞を起こします[5]が，この患者さんはTIA後脳梗塞を起こしやすい7日間を無事乗り切りました。しかし，1週間以降1年以内の脳梗塞発症リスクはさらに5%であり，心血管疾患リスクは6%です[6]。この患者さんはトラックの座席に長時間座りながら運転するので，静脈血栓が脳動脈に塞栓として運ばれやすく，いわゆるエコノミー症候群–脳梗塞ハイリスク症例とみるべきでしょう。アスピリン/ジピリダモール，スタチンの内服は継続しつつ，運動習慣を身につけ，ウエスト・ヒップ比を改善します。

╲ Value Talk ╱

バリュー・トーク

　今回の一過性脳虚血発作（TIA）は本格的な脳卒中の予兆であり，今の生活を続けていると脳卒中を起こし，最悪命を落とす可能性があること，そうでなくても運転手としての仕事を続けられなくなるかもしれないことを伝えました．今の生活を変えるといっても，禁煙を5年も続けていて，血圧も高くないので，運動習慣をつけて少し出ているお腹を引っ込ませることができれば十分という話をしました．「60歳を過ぎてから，めっきり酒も弱くなったし，夜通し運転するのがきつくなってきました．今回のエピソードが，『そろそろペースを落とせ』というお告げなのかもしれません．だからといって，生活がかかっているので急に仕事のペースを落とすこともできませんし，会社も人が足りないようでそのようなことは言い出しにくい状況です．でも，数年以内には転職をしようと考えています．運転が天職なので，次はタクシーの運転手をできればと思っていますよ」と話してくれました．「生活のため週50〜60時間という厳しい勤務を続けながら，脳卒中を予防する」ことに希望（バリュー）を置いていると理解しました．

第1回目の外来

仕事の合い間の運動習慣で脳卒中を予防

Ⓓ 医師　○○さんはトラックの長距離ドライバーをなさっているとのことですが，休憩はどんなふうにとっていますか？

Ⓟ 患者　高速のサービスエリアやコンビニで1〜2時間に1回は休憩，飲食，仮眠をとるようにしています．

Ⓓ　そうすると1日20時間勤務のときは何回くらい休憩しますか？

Ⓟ　三度の飯は欠かしませんし……うーん，コーヒーだけの休憩も入れて全部で7〜10回くらいですかね？

Ⓓ　○○さん，1日に30分間の運動をするだけで，脳卒中をかなり予防できるのですよ．30分といっても一度にやる必要はなく，10分間を3回に分けてもOKです．○○さんと同じように軽い脳梗塞になった人で，1日30分，週に5日運動を半年続けられた人で，その後3年間脳卒中や心筋梗塞を起こした

104　第8章　一過性脳虚血発作

人は一人もいませんでした。

🅟 　へー，10分3回か……だったら，飯のときはしっかり休むからそのときできるかな？ 3年という時間があれば転職もできるか…… でも10分の運動ってどんなことをやるんですか？

🅓 　○○さん，高速道路のサービスエリアは結構広いのではないかと思うのですが，たとえば端から端まで歩くとどれくらい時間がかかりますか？

🅟 　場所にもよると思いますけど，狭いところで数分，広いところだと10分くらいはかかるんじゃないですか？

🅓 　たとえばサービスエリアで食事をする前に敷地内を10分程度歩くというのはどうでしょうか？

🅟 　確かに，飯前に3回やれば1日30分というわけですね？ それくらいなら簡単ですよ。

🅓 　では，薬1カ月分と一緒にサービスエリア内散歩の処方箋を出しておきますね。こちらにサインをしてください。また1カ月後にお目にかかります。

［今回の生活処方箋］

処方箋

#1　サービスエリア内散歩10分間を3回，できれば週5日。
1カ月後受診まで有効

1カ月後の外来

室内でもできる筋トレを伝え運動継続をうながす

🅓 医師　○○さん，歩いていますか？

🅟 患者　ええ，やってますよ！ 最近は飯前の3回だけでなく，コーヒー休憩のときもやっています。眠気覚ましにもなりますしね。

🅓 　それはよかった。では週に5日くらいできていますかね？

🅟 　雨の日以外は休みの日も含めて毎日やってますよ。だから平均すると週5日ってところですかね。

バリュー・トーク　105

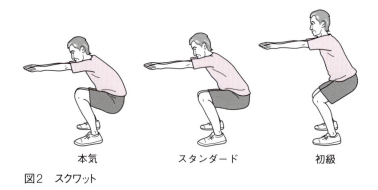

本気　　　　　スタンダード　　　　初級

図2　スクワット

🅓 すばらしいです。では，雨の日にもサービスエリアの屋内でできるスクワットを教えます（図2）。

🅟 （一緒にやってみて）ええ，結構きついですね。これは10分やったら息が上がるわ。

🅓 では，サービスエリア散歩とスクワットを取り混ぜてやってみましょう。1日30分以上なので，40分でも50分でもOKですよ。また1カ月後にお会いしましょう。

[今回の追加生活処方箋]

```
処方箋
#2　スクワットも混ぜる。
1カ月後受診まで有効
```

2カ月後の外来

段階的に運動量を増やし，ウエスト・ヒップ比を適正化

🅓 **医師**　スクワット，やってますか？

🅟 **患者**　はい，なんとかやっています。だいぶお尻を地面に着くくらいまで下げられるようになりました。最近は，4〜5回に分けてですが1日60分くらいはやっていますよ。

106　第8章　一過性脳虚血発作

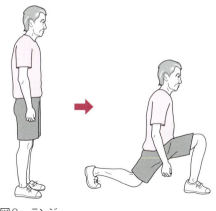

図3　ランジ

Ⓓ　すばらしい．ちょっとやせました？
Ⓟ　いや，体重はほとんど変わっていないと思います．ただ，ちょっとベルトが緩くなって，いつもよりも少しきつめに締められるようになりました．
Ⓓ　ちょっと腹囲と臀囲を測ってみましょうか？　おお，いいですね！　腹囲が減って臀囲が増え，ウエスト・ヒップ比は0.96になりました．
Ⓟ　先生，ほかにもレパートリーがありますか？
Ⓓ　ランジをやってみましょうか？　膝が床に着くらい腰をまっすぐ沈ませるイメージです（図3）．これで左右交互に足を出しながら歩けるだけ歩きます．背筋は垂直ですよ．これも10分やると結構息が上がると思います．では，また1カ月後に．

[今回の追加生活処方箋]

処方箋
#3　ランジも混ぜる．
1カ月後受診まで有効

3カ月後の外来

食事内容の改善で脳卒中の発症リスクをさらに低減

医師　今日は食事について見直してみましょう。○○さん，普段どのようなものを食べますか?

患者　ラーメン，餃子，とんかつ定食，豚の生姜焼き定食……といった感じです。

ちょっと塩分が多いですね。炭水化物も多いかな? ジュースも飲みますか?

そうですね。水分はジュースが多いです。

ジュースを牛乳に替えてもらえますか? あと，サイドディッシュを頼むとしたら何ですか?

ポテトサラダかフライドポテトです。

できれば焼き鳥あたりに替えてみてください。運転しながら何かつまみますか?

ポテトチップスとかですね。ガムをかむこともありますけど……あとはアメです。最近たばこをやめてるんで，口寂しくて困ります。

これもナッツのほうがよいのですが。できれば無塩のもので。

うーん，でも運転中って，食べることくらいしか楽しみがないんですよ。

ラーメンやご飯を食べたあとって眠くなりませんか? なるべく麺類やご飯を控えると眠くなりにくいと思いますよ。最終的には麺類，ご飯類を果物に替えてもらえるとベストなんです。

はい，脳卒中にはなりたくないですからね。全部できるかわかりませんが，がんばってみますよ。先生のことは信頼していますんで。

ありがとう。では1カ月後に。

［今回の追加生活処方箋］

> **処方箋**
>
> ＃4　ジュース → 牛乳かお茶に替える。
> ＃5　ポテト → 焼き鳥に替える。
> ＃6　ポテトチップ → ナッツに替える。
> ＃7　麺類，ご飯 → 果物に替える。
> 1カ月後受診まで有効

――毎月の外来を経て――

6カ月後の外来

Ⓟ 患者　先月からタクシー運転手に転職しました。いろいろ覚えなくてはならないこともあるのですが，お客さんとも会話できるし楽しんでやっています。今は週にだいたい40時間勤務で，客待ち時間もあるのでかなり楽になりました。トラック運転手をやっていたときは夜の勤務で，運転中は誰とも口をきかなかったのですが，今は太陽のもとで仕事をしていて，こっちのほうが気分的にもよいですね。でも，スクワットとランジは続けていますよ。

Ⓓ 医師　○○さん，運転手が本当に天職なんですね。とてもよかったと思います。

バリュー・トーク　**109**

Theエビデンス

治療❶ いまだに抗血小板薬（アスピリン，モカグレロール）（＋ジピリダモール）の脳梗塞予防効果は大きい

1度 TIA ないしは脳梗塞を起こした1万5,778人が参加した12のランダム化アスピリン-プラセボ比較試験のメタ解析結果によれば，アスピリンは 6 週以内の脳梗塞の 60%，要介護ないしは致死的脳梗塞の 70%を予防できます（表1）。特に TIA や小さな脳梗塞を起こしただけの患者さんに対して使用すると次の大きな脳梗塞発症を 80% 予防できます。アスピリンにジピリダモールを併用すると，アスピリン単独に比べてさらに 32% 脳梗塞発症を抑制していました[7]。

表1　アスピリンの脳卒中予防効果

アスピリン対プラセボ	0〜6 週	6〜12 週
脳梗塞	0.41（$P<0.0001$）	0.60（$P=0.034$）
介護を要するあるいは致死的な脳梗塞	0.29（$P<0.0001$）	0.48（$P=0.028$）
脳卒中	0.43（$P<0.0001$）	0.59（$P=0.026$）
致死的な脳卒中	0.46（$P=0.035$）	0.53（$P=0.28$）
急性心筋梗塞	0.23（$P=0.0038$）	0.35（$P=0.020$）

(Rothwell PM, et al : Effects of aspirin on risk and severity of early recurrent stroke after transient ischaemic attack and ischaemic stroke : time-course analysis of randomised trials. Lancet 388 : 365-375, 2016 より改変)

治療❷ TIA あるいは脳卒中後の適正血圧とは？

TIA あるいは脳卒中後の 2,397 人の再発を抑えるのに適正な血圧を前向きコホート研究として Blood Pressure and Clinical Outcome in TIA or Ischemic Stroke（BOSS）study を調査しました（表2）。血圧 125〜134 mmHg に対して，血圧が 165 mmHg 以上で 90日以内の脳梗塞発症リスクが 10 倍に跳ね上がります。一方，有意差はないものの,115 mmHg 以下でも 2倍以上になります。低すぎる血圧もかえって危険です。再発予防には125〜144 mmHg（あるいは 115〜155 mmHg）の間に保つのが最も適正といえるでしょう。

表2 脳卒中後の血圧と再発リスク

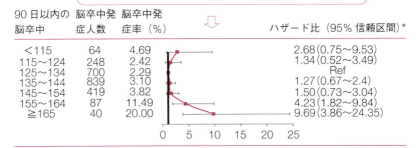

*：年齢，性別，基礎疾患（高血圧，糖尿病，脂質異常症，心房細動），入院時 NHISS（NHI Stroke Scale）スコア，二次予防薬（抗血小板薬，スタチン，降圧薬）使用で補正．
(Xie X, et al：The J-curve Association between Systolic Blood Pressure and Clinical Outcomes in Ischemic Stroke or TIA：The BOSS Study. Sci Rep 7：14023, 2017より改変)

生活❶ 週に3回以上の激しい運動または週5回以上の中等度の運動が有効

　TIAないしは脳梗塞を発症し，頭蓋内動脈に70％以上の狭窄を認めSMMPRIS試験に参加した患者さんのうち，薬物治療群に振り分けられた患者さん227名の心血管イベント発生を3年間追跡調査したところ，定期的運動のみが脳梗塞を予防していました．PACEは表3のように定期的運動習慣を1〜8に分類しています．これが定期的運動習慣のない3以下であると，脳梗塞のリスクが約7倍に上がります．多変量解析したところ,PACEスコア（図4）が1上がるに従って心血管イベントのリスクは下がりました．特にPACE 6点，すなわち中等度の運動を1日30分，週5日間を6カ月以上継続できた場合には，一人も心血管イベントを発生しませんでした．一方，血圧やコレステロールのコントロール不良はリスクではありませんでした．ほかにも運動が脳卒中の一次予防になる[8]，さらに死亡率を下げる[9]といったエビデンスには事欠きません．

表3　PACE スコア

1点	今，定期的に運動をしていないし，次の6カ月間に始めるつもりもない
2点	今，定期的に運動をしていないが，私は次の6カ月間に始める予定だ
3点	運動を始めたが，まだ定期的にはできていない
4点	週に3回以下の激しい運動または週5回以下の中等度の運動（1カ月未満）
5点	週に5日以上，中等度の運動を30分（1カ月以上，6カ月未満）
6点	週に5日以上，中等度の運動を30分（6カ月以上）
7点	週3日以上の激しい運動（1カ月以上，6カ月未満）
8点	週3日以上の激しい運動（6カ月以上）

激しい運動：20分以上のジョギングや自転車（汗をかく程度）を週3回
中等度の運動：1日30分の早歩き，ゆっくり自転車をこぐことを週5回

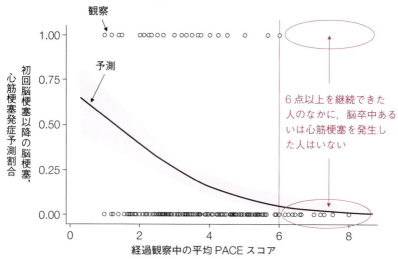

図4　PACE スコアと心血管リスク
(Turan TN, et al : Relationship between risk factor control and vascular events in the SAMMPRIS trial. Neurology 88 : 379-385, 2017より改変)

生活② 野菜，果物，玄米，減塩が基本

　米国栄養調査によると脳梗塞の45%は不適切な食事を原因とし，毎日野菜を400g以上とれば21%，果物を300g以上とれば12%，玄米などの全粒粉を125g以上とれば10%，ナトリウム摂取量を1日2,000 mg 未満に抑えれば10%，脳梗塞発症のリスクを下げられると計算されました。高血圧の人に対する食事療法と似ています。ほとんど果物をとらな

い人に比べて，ほぼ毎日食べる人では脳梗塞の発症リスクが25％低下することが51万人の5年間に及ぶ追跡調査でわかりました[10]。脳梗塞ハイリスク患者さんには果物を勧めるべきでしょう。

(Micha R, et al：Association Between Dietary Factors and Mortality From Heart Disease, Stroke, and Type 2 Diabetes in the United States. JAMA 317：912-924, 2017)

生活❸ ロカボが有効

13万人に対し，どのような食事をしているか9年間追跡調査したところ，炭水化物摂取を5％減らして飽和脂肪酸に置き替えることにより，脳卒中の発生リスクが20％減ることがわかりました(図5)。飽和脂肪酸は乳製品で補うのがよいかもしれません。

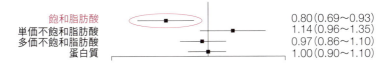

図5　炭水化物をどの栄養素に置き変えるべきか？
筆者注：18か国，13万5千人を7.4年間にわたり調査した結果ですが，すべての結果が必ずしも日本人にあてはまるとは限りません。また，炭水化物といっても白米なのか玄米なのか，果物なのか，飽和脂肪酸も牛乳なのか，肉の油なのか，揚げ物の油なのかで結果も異なるでしょう。
〔Dehghan M, et al：Associations of fats and carbohydrate intake with cardiovascular disease and mortality in 18 countries from five continents(PURE)：a prospective cohort study. Lancet S0140-6736：32252-32253, 2017より改変〕

生活❹ 過労は脳梗塞のリスクである

冠動脈疾患と脳卒中の既往のない50万人を平均7年追跡調査した前向きコホート研究をメタ解析したところ，週5日,1日7～8時間勤務をリスク1としたとき，勤務時間が増えれば増えるほど脳卒中発症リスクが高まりました(図6)。一方，冠動脈疾患にこのような傾向はみられませんでした。特に長時間労働者は脳卒中の発症リスクが高いとみるべきです。

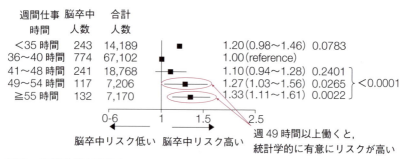

図6 労働時間と脳卒中
(Kivimäki M, et al : Long working hours and risk of coronary heart disease and stroke : a systematic review and meta-analysis of published and unpublished data for 603,838 individuals. Lancet 386 : 1739-1746, 2015 より改変)

[文献]

1) Hankey GJ, et al : Is it a stroke? BMJ 15 ; 350 : h56, 2015
2) Wechsler LR : Intravenous thrombolytic therapy for acute ischemic stroke. N Engl J Med 364 : 2138-2146, 2011
3) O'Donnell MJ, et al : Risk factors for ischaemic and intracerebral haemorrhagic stroke in 22 countries (the INTERSTROKE study) : a case-control study. Lancet 376 : 112-123, 2010
4) Amarenco P, et al : High-dose atorvastatin after stroke or transient ischemic attack. N Engl J Med 355 : 549-559, 2006
5) Johnston SC, et al : Short-term prognosis after emergency department diagnosis of TIA. JAMA 284 : 2901-2906, 2000
6) Amarenco P, et al : One-Year Risk of Stroke after Transient Ischemic Attack or Minor Stroke. N Engl J Med 374 : 1533-1542, 2016
7) Wang Y, et al : Clopidogrel with aspirin in acute minor stroke or transient ischemic attack. N Engl J Med 369 : 11-19, 2013
8) Kyu HH, et al : Physical activity and risk of breast cancer, colon cancer, diabetes, ischemic heart disease, and ischemic stroke events : systematic review and dose-response meta-analysis for the Global Burden of Disease Study 2013. BMJ 354 : i3857, 2016
9) Naci H, et al : Comparative effectiveness of exercise and drug interventions on mortality outcomes : metaepidemiological study. BMJ 347 : f5577, 2013
10) Du H, et al : Fresh Fruit Consumption and Major Cardiovascular Disease in China. N Engl J Med 374 : 1332-1343, 2016

第9章　安定狭心症

運動時に胸骨の下あたりに違和感があります

CASE

主訴｜運動時に胸骨の下あたりに違和感があり，左上腕にしびれを感じます。

症例｜45歳男性。身長177 cm，体重79 kg，BMI 25.2。血圧148/86 mmHg。心拍数86回/分。昨日，テニスのプレー中に胸骨下部違和感（しめつけられる感じ）と左上肢のしびれを認めた。ただちにプレーを中止したところ，1分もしないうちに症状は消失したが，ここ1〜2カ月の間にテニスのプレー中4〜5回同じパターンの症状が出現した。だいたい1時間くらい続けて激しいプレーをすると症状が出る傾向にある。それ以外，たとえば駅まで走ったり，階段を急いで登ったりしても胸が痛くなることはない。症状の出現頻度が増えることはなく，痛みの程度にも変化はない。受診時は心音も含めて異常を認めなかった。心電図は正常であったが，狭心症を疑い地域総合病院の循環器内科を紹介した。家族歴は父親が46歳時に突然死している。

紹介状に対する返事要約：運動負荷試験が陽性で労作性あるいは安定狭心症と診断。硝酸薬，β遮断薬，アスピリン，ACE阻害薬，スタチンを処方（LDLコレステロール155 mg/dL）。患者さんの希望もあり，薬剤の処方と生活指導は貴院で継続願いたい，とあった。

診療のポイント

Point

激しい運動時にのみ発作が誘発されるので，Sangareddiらの狭心症重症度分類[1]では軽症（class I）に該当します。冠動脈壁にプラークが形成され，動脈内腔を塞ぎつつある状態であることが予想されます。プラークに亀裂やびらんを生じて血栓を形成すると，不安定狭心症ないし心筋梗塞，あるいは冠動脈性の突然死をきたします。

115

治療のエビデンス

◎ **スタチン[1]** ——————— ⬇CRP 2 mg/dL≦の場合

すべての原因による死亡：20% 減少，心血管疾患イベント：47% 減少，心筋梗塞：54% 減少，脳卒中：48% 減少

☆ **降圧薬[2]** ——————— ⬇すべての原因による死亡：16% 減少，心血管疾患による死亡：26% 減少，心筋梗塞：18% 減少，脳卒中：21% 減少

☆ **アスピリン[3]** ——————— ⬇一次予防（安定狭心症ではない），心血管疾患による死亡：抑制できない，心血管疾患：12% 減少

血行再建術は不安定狭心症，急性心筋梗塞などの急性冠症候群には有効ですが[5]，安定狭心症には仮に狭窄が 70% 以上の重症例でも最終的な予後に差はありません[6~9]。安定狭心症に対してはニトログリセリン舌下錠などの発作時の薬に加え，β 遮断薬，硝酸薬，カルシウム拮抗薬のなかから 2 剤を選ぶのが標準治療となっています[10]。さらに血管防御としてスタチン，降圧薬，アスピリンなどを考慮します。しかし，高血圧を伴う安定狭心症の患者さんに対し降圧薬を使用する場合，下げすぎもよくないことがわかっています[11]。

生活のエビデンス

☆ **喫煙・非喫煙[4]** ——————— ⬇44% 減少

減量[4] ——————— ⬇34% 減少

定期的運動[4] ——————— ⬇12% 減少

健康的な食生活[4] ——————— ⬇9% 減少

患者さんの生活習慣 イタリアン・レストラン経営者。40 歳以降は調理師を雇用し 2 人でやっている。週に 2 日は休み。勤務時間：11~15 時，17~22 時。食事は不規則で朝食は食べず，レストランでの余りものなどを適宜食

べている。定期的に運動をする習慣はなかったが，1年前から友人にテニスに誘われ，月に2〜3回はやるようになった。小学校の頃から食べることが好きで，肥満傾向であった。たばこは料理人を志した20代後半より吸っていないが，レストランは禁煙ではないので，受動喫煙の機会は多い。飲酒は仕事が終わって店の片づけなどをしながらワインを2〜3杯，休日には日本酒1日5〜6杯，週に計30杯くらいは飲む。

1) 薬物治療：専門医による処方を継続し，β阻害薬により脈拍数70回/分未満，スタチンによりLDLコレステロール100 mg/dL 未満[10]，ACE阻害薬などにより血圧は120〜140/70〜80 mmHgの範囲内[12]を目指します。

2) 生活改善：心血管リスクをもつ家系であっても，健康的な生活を送ることで，そのリスクを半減できます[4]。

① 禁煙：スコットランドでは，公の場での禁煙に関する法律が2006年に整備されて以降，冠動脈疾患による入院が喫煙者では14％，禁煙者で19％，非喫煙者で21％，減ったという報告があります[13]。患者さんの経営するレストランも禁煙が望ましいのですが，ここを変えるのは小さなレストランでは，難しいかもしれません。

② 飲酒[14]：中等度（男性で2杯，女性で1杯程度）までの飲酒であれば心筋梗塞を予防しますが，がんを増やすため死亡リスクに関しては相殺されます。1日に6杯以上や週に22杯以上の飲酒は心筋梗塞を減らさないばかりか，死亡率を高めるので，やめてもらったほうがよさそうです。

③ 減量：体重を落とすというよりはウエスト・ヒップ比を下げることが重要です[15]。小児・思春期肥満があると冠動脈疾患による死亡リスクが5倍に増大しますが，大人になってから減量に成功すれば，そのリスクは相殺されます[16]。

④ 食事：本人の好みに配慮しながらメニューを組んでいきます。

⑤ 定期的な運動：週に1回程度の激しい運動は危険で，通勤なども含め1日30分でよいので，週5日以上の定期的運動に切り替えてもらいます（➡ p126 生活❸）。

⑥ 大気汚染：PM2.5やオゾンのレベルの高いところで暮らすと冠動脈疾患が増え，寿命が縮みます[17〜20]。

\ Value Talk /

バリュー・トーク

　　まだ狭心症としては軽症だが放置すると痛みの頻度や程度が不安定に
なってきて，心筋梗塞や突然死を起こす可能性があること，遺伝的な要素
と小児期肥満が影響し比較的若年で狭心症を発症させた可能性があるこ
と，しかし，生活習慣を改善すれば心筋梗塞や突然死を回避しうることを
説明しました。「子どもの頃から食べることが好きで，だから料理人になった
わけですけど……　朝10時から夜11時くらいまで働いていて，どうやって生
活習慣を変えたらよいのでしょう？ テニスをやって胸が痛くなったので，運動
するのは正直怖いです」というコメントでした。「食に対する興味」を探究し
続けたいという価値観（バリュー）があることがわかり，この点をポジティブに
とらえて，食生活の改善から始めることにしました。

第1回目の外来

冠動脈疾患のリスクを「高める油」と「減らす油」

Ⓓ **医師**　「子どもの頃から食べることが好き」ということでしたが，普段，ど
のようなものを食べていますか？

Ⓟ **患者**　だいたい店で出すパスタやパンなんかの余りですね。あとはフライ
ドポテトやケーキやパイの残りをつまむことも多いです。

Ⓓ　結構トランス脂肪酸の多いもの（➡p56）を食べていますね。特にフライ
ドポテトにはトランス脂肪酸が多く含まれていて，毎日食べていると狭心症や
心筋梗塞といった冠動脈疾患を30％近く増やします[21]。あとは炭水化物の
比率も高いようです。

Ⓟ　そうですね。なかなか自分のために料理する気にもなれないし……。で
も，時々ソーセージやサラミ，ハムはつまんで，蛋白質もとってはいます。

Ⓓ　ソーセージなどの加工肉も毎日50g以上とれば，冠動脈疾患のリスク
を40％押し上げます[22]。

Ⓟ　イタリア料理で生ハムはよく使うんですが，これは加工肉ですか？ うち
の生ハムはイタリアで冷却，塩漬け後，3～4年かけて熟成されたものを使っ
ているのですが……。

118　第9章　安定狭心症

🧑‍⚕️ 加工肉とは亜硝酸塩などの添加物が入っていたり，高温で熱せられているもので，工場でなく昔ながらの製法でつくられているイタリアの生ハムなら問題ないでしょう。もちろん，たくさん食べれば塩分が多いので血圧にはよくありませんけれど。

🧑‍🍳 なるほど，では生ハムメロンはメニューに残して，ソーセージ，サラミはやめる方向かな。……。

🧑‍⚕️ ところで，エスキモーには冠動脈疾患がとても少ないのをご存知ですか？ 彼らはアザラシやクジラを捕っていました。それらの肉にはエイコサペンタエン酸（EPA）やドコサヘキサエン酸（DHA）というオメガ3脂肪酸が多く含まれているため，動脈硬化を予防し，血を固まりにくくする効果によって冠動脈疾患を予防していたのです。このオメガ3はサバ，マス，サケ，ニシン，イワシなどの脂の多い魚にも多く含まれます。

🧑‍🍳 お，イタリア料理には結構魚を使いますね！

🧑‍⚕️ オメガ3は魚だけではなく大豆油，亜麻仁油，菜種油やクルミにも含まれています。ナッツを週に5日以上食べると，心臓病による死亡が30%も減るといわれています[23]。

🧑‍🍳 これもイタリア料理で使います。北イタリアのリグーリア地方にはクルミソースがあって，パスタソースだけではなく，パンにつけたり野菜のディップとしても使ったりします。

🧑‍⚕️ お客さんに出すのもよいですね。では○○さん，フライドポテトを食べる替わりにナッツをつまむようにしてください。それだけで将来の心臓病による死亡の確率を30%も減らせるのですから。ただ，○○さんは血圧が高いので，塩分無添加のものにしておいてくださいね。あと，加工肉も何かほかのものに替えられるとよいのですが……。

🧑‍🍳 今後はナッツや魚を使ったメニューを増やします。フライドポテトはメニューから抜くことにします。健康によくないものをお客さんに出すわけにいきませんからね。

🧑‍⚕️ では，薬の処方のほかに生活処方箋も出しておきますね。1カ月後にお会いしましょう。

［今回の生活処方箋］

処方箋

#1　フライドポテトや加工肉の替わりに，ナッツや魚を多くとる。
1カ月後受診まで有効

1カ月後の外来

健康・長寿への効能が証明された地中海料理

🧑 患者　先生，仕事中にナッツをつまむようにしたら，体重が減ってきました。

👨‍⚕️ 医師　本当ですね，4 kg も減りました。BMI 23.3 ですから正常範囲に入りました。これで冠動脈疾患による最悪の事態に至るリスクも下がりましたから，もう少しがんばってください。ところで，この 1 カ月，胸の痛みはありましたか？

🧑　いいえ，調子がよいです。まあ，テニスや激しい運動はしていないからかもしれませんが……。ところで先生，イタリア料理といえばオリーブオイルなのですが，これって心臓によいのですか？ 前回聞き忘れていました。

👨‍⚕️　前回，オメガ3を含む植物油の話をしました。オリーブオイルは単価不飽和脂肪酸と呼ばれるもので，オメガ3と同じくらい心筋梗塞，脳卒中を予防することがわかっています[24]。

🧑　それを聞いて安心しました。イタリア料理でオリーブオイルをほかの油に替えるわけにもいきませんからね。地中海料理（➡p46）は健康的という話をよく聞きますが，本当なのでしょうか？

👨‍⚕️　はい，本当です。地中海料理と普通の西洋料理を食べる群にランダムに振り分け比較した調査では，地中海料理群で心筋梗塞，脳卒中，突然死が 30 ％も少なかったのです[25]。これはスタチンという脂質異常症のくすりと同程度の予防効果があるのですよ。

🧑　おお，それはインパクトありますね！ 地中海料理は心筋梗塞や脳卒中を予防するということですね！ でも私の場合，子どもの頃から太っていて，やっと普通になったわけですが，それでも心筋梗塞を予防できますか？

120　第 9 章　安定狭心症

Ⓓ　はい，大丈夫です。途中で地中海料理を多く食べる生活に切り替えた人でも心筋梗塞や脳卒中になりにくく，長生きするという結果が出ています[26]。

Ⓟ　イタリア，スペイン，ギリシア料理は地中海料理の代表格ですからね，健康によいという話を聞くと正直うれしいです。ところで，イタリア料理ではトマトなどの野菜，果物，豆もよく食べます。これはどうでしょうか？

Ⓓ　豆，野菜，果物を合わせて1日3〜4皿食べると全死亡を20%防げます（➡p125 生活❶）。つまり，ヘルシーということ。

Ⓟ　ほう！とりあえず朝昼晩の3食で豆，野菜，果物のどれか1品を食べれば長生きできるということですか。

Ⓓ　さらに付け加えるとすれば，乳製品などの飽和脂肪酸で14%，オリーブオイルで19%，魚の脂や植物油などの多価不飽和脂肪酸で20%も死亡率を低減します。一方，炭水化物のとり過ぎは死亡率を上げてしまいます（➡p125 生活❷）。

Ⓟ　イタリア料理ではチーズとヨーグルトも頻繁に登場します。乳製品も健康によいのですね。

[今回の追加生活処方箋]

処方箋

#2　魚多めの食事。
#3　なるべくオリーブオイルを使う。
#4　牛乳，チーズもほどほどにとる。
#5　毎食，野菜・果物・豆から1品はとる。
1カ月後受診まで有効

2カ月後の外来

移動時を活用した軽い運動で足腰をきたえる

Ⓓ　医師　○○さん，胸の痛みはどうですか？

Ⓟ　患者　テニスをしたときを最後に全く胸の痛みは出ていません。最初の頃はいつ胸が痛くなるかと不安でしたが，最近は気分的に落ち着いてきまし

た。大げさかもしれませんが，父と同じように突然死するのではないかと不安だったのです。

🅓 　体重が70 kg まで減りました。BMI を計算すると22.3となります。○○さん，快挙です。これくらいの体重がいちばん心筋梗塞を起こしにくいのですよ[27]。○○さんのウエストとヒップを測らせてください。（測定しながら）ウエストはだいぶ落ちましたね。でも，お尻の筋肉も減ってしまったようです。体重を落とすことは重要ですが，ウエストよりヒップが大きくなるように維持することのほうが重要です[28]。足腰の筋肉が弱るのもよくありません。○○さんの場合，激しい運動をしなければ胸痛は出なさそうなので，軽い運動から始めてみませんか？ 通勤は電車とのことでしたが，駅まで歩いて何分くらいですか？

🅟 　はい，家から駅まで歩いて10分，電車で30分，駅から店まで5分です。

🅓 　駅では階段ですか？ 乗り換えのときはどうでしょうか？

🅟 　階段がありますがエスカレータを使っています。1回地下鉄に乗り換えますが，全部エスカレータですね……。

🅓 　できれば階段を使ってみてください。もしも息が上がってきつい，胸が痛いということがあれば，次回受診までやめてくださいね。

🅟 　わかりました。

［今回の追加生活処方箋］

処方箋

#6　通勤時，エスカレータではなく階段を使う。
1カ月後受診まで有効

3カ月後の外来

近所の散歩でも脳心血管病予防に効果を発揮

🅓 **医師**　○○さん，胸の痛みはどうですか？

🅟 **患者**　駅で階段を使っていますが，その程度の運動なら大丈夫そう

です。

Ⓓ　それはよかったです。○○さんは休日をどのように過ごされていますか？

Ⓟ　家でゴロゴロしてますね。酒を飲んでしまったりもしますが……。

Ⓓ　今，通勤の往復で30分＋αの軽い運動を週5日やっている状況ですよね？　休日にもやってもらえるとよいのですが……家のまわりの散歩でかまいません。最初は1時間くらいから始めて，できれば2時間くらいが理想です。それだけで心筋梗塞や脳卒中の発症リスクを15%減らせます。普段は車通勤，デスクワークで，週末だけ激しい運動するというのはかえって身体を壊します（➡p126 生活❸）。

Ⓟ　近所の散歩だったら，暇つぶしにもなるし，やってみます。

Ⓓ　ただし，車通りの多いところは避けてくださいね。車の排気ガスがきっかけで狭心症発作を起こすことがいちばん多いので[30]。

[今回の追加生活処方箋]

> 処方箋
>
> #7　休日1〜2時間散歩する。
> 1カ月後受診まで有効

5カ月後の外来

健康な身体づくりは食生活の見直しから

Ⓓ　医師　○○さん，胸の痛みはどうですか？

Ⓟ　患者　いただいた生活処方箋をこなしていますが，痛みもなく調子がよいです。

Ⓓ　それはよかった。薬の効果もあるとは思いますが，○○さんが自分で病気を治そうという気持ちがあるからだと思いますよ。

Ⓟ　狭心症と診断された当初は不安でしたが，一病息災で，今回自分の生活習慣を見直すいい機会になり，よかったと思います。この際なので，うち

バリュー・トーク　**123**

のレストランのメニューも徹底的に見直してみようと，先生の言葉をヒントに
ネットで勉強したんですよ。野菜，果物，豆，オリーブオイル，クルミソー
ス，チーズ，魚介を中心に据え，パスタやパンは全粒粉を使って量は最小限
に，あとはおいしいワインと食後のコーヒーでメニューをつくり直し，それぞ
れのメニューになぜその食材を使っているのか，そして健康に与える影響に
ついて，いろいろとうん蓄をつづってみたのです。あとは，全面禁煙にもしま
した。そうしたら不思議なことに，お客が増えてしまったのです。うれしい悲
鳴ですね。「狭心症でもうすぐ死んでしまうのかな」と真剣に悩んだ時期もあり
ましたが，先生のアドバイスに従って自分の食生活を改善したら，みるみる体
調がよくなって，まだ薬は飲んでいますが，本当に狭心症が治ってしまった
かのようです。食事で身体の調子がよくなるなら，お客さんにも同じ体験をし
てもらいたいと思いましてね。最近は店でお客さんと「食と健康」について語
らうこともありまして，毎日楽しいですよ。先生は私の身体を治してくれただ
けでなく，人生も素晴らしいものに代えてくれた恩人です。今度お時間のあ
るときに，ぜひ私の店にいらっしゃってください。

Ｔ ｈ ｅ エビデンス

生活① 野菜，果物，豆は心血管疾患以外の疾患による死亡率を抑制する

世界各地の35〜70歳の心血管疾患をもたない13万5,000人を7年半追跡調査しました。その結果，野菜，果物，豆を合わせて1日3〜4皿食べると健康によいことがわかりました。それ以上食べても効果は変わりません（表1）。

表1　ほとんど食べない人をリスク1としたときのハザード比（多変量解析*）

1日に何皿食べるか？	<1	1〜2	2〜3	3〜4	4〜5	5〜6	6〜7	7〜8	8≦
心血管疾患以外による死亡	1	1.05	0.91	0.77	0.80	0.87	0.87	0.80	0.84
すべての原因による死亡	1	1.01	0.91	0.78	0.83	0.78	0.84	0.83	0.81

*：年齢，性別，カロリー摂取量，喫煙，運動量，糖尿病などで補正。
〔Miller V, et al：Fruit, vegetable, and legume intake, and cardiovascular disease and deaths in 18 countries（PURE）：a prospective cohort study. Lancet 390：2037-2049, 2017より改変〕

生活② 高脂肪，低炭水化物が死亡率を減らす

生活① と同じPURE研究です。不飽和脂肪酸が健康によいのは以前からわかっていましたが飽和脂肪酸摂取はあまり推奨されてきませんでした。しかし，調査の結果，全摂取カロリーの5％以上は飽和脂肪酸を摂ったほうがよさそうです。一方，炭水化物は総エネルギー摂取の70％以下に抑えるのがよいでしょう（図1）。

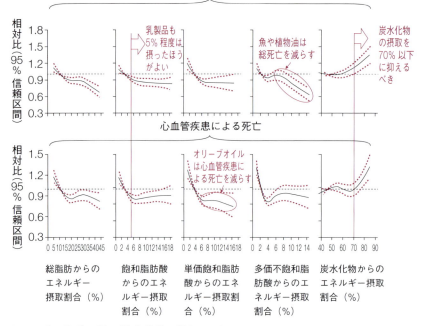

図1 良い脂肪は摂る；炭水化物は控えるべき
〔Dehghan M, et al：Associations of fats and carbohydrate intake with cardiovascular disease and mortality in 18 countries from five continents (PURE)：a prospective cohort study. Lancet 390：2050-2062, 2017より改変〕

生活❸　毎日運動することが大切 → 休日まとめて運動し過ぎは逆効果

生活❶ 生活❷ と同じPURE研究によると，休日運動をするのであれば，散歩なら合計2時間，時速10kmのランニングなら1時間がちょうどよい運動量であり，それ以上やるとかえって心血管リスクを増大します．一方，日々運動するのであれば1日30分歩くだけでも効果があり，運動量を増やせば増やすほど心血管疾患リスクを下げることができます（図2）．

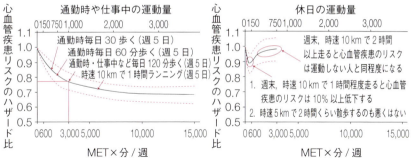

図2 日々の運動習慣が大切；週末戦士※ではダメ
(※アイアン・メイデンの歌：Weekend Warrior)
(Lear SA, et al : The effect of physical activity on mortality and cardiovascular disease in 130 000 people from 17 high-income, middle-income, and low-income countries : the PURE study. Lancet S0140-6736 : 31634-3, 2017より改変)

[文献]

1) Sangareddi V, et al : Canadian Cardiovascular Society classification of effort angina : an angiographic correlation. Coron Artery Dis 15 : 111-114, 2004
2) Ridker PM, et al : Rosuvastatin to prevent vascular events in men and women with elevated C-reactive protein. N Engl J Med 359 : 2195-2207, 2008
3) Bangalore S, et al : Renin angiotensin system inhibitors for patients with stable coronary artery disease without heart failure : systematic review and meta-analysis of randomized trials. BMJ 356 : j4, 2017
4) Antithrombotic Trialists, et al : Aspirin in the primary and secondary prevention of vascular disease : collaborative meta-analysis of individual participant data from randomised trials. Lancet 373 : 1849-1860, 2009
5) Gupta R, et al : Case records of the Massachusetts General Hospital. Case 15-2015. A 27-year-old man with a nail in the eye. N Engl J Med 372 : 1945-1952, 2015
6) Wallentin L, et al : Early invasive versus non-invasive treatment in patients with non-ST-elevation acute coronary syndrome(FRISC-II) : 15 year follow-up of a prospective, randomised, multicentre study. Lancet 388 : 1903-1911, 2016
7) Boden WE, et al : Optimal medical therapy with or without PCI for stable coronary disease. N Engl J Med 356 : 1503-1516, 2007
8) Weintraub WS, et al : Effect of PCI on quality of life in patients with stable coronary disease. N Engl J Med 359 : 677-687, 2008
9) Stergiopoulos K, et al : Percutaneous coronary intervention outcomes in patients with stable obstructive coronary artery disease and myocardial ischemia : a collaborative meta-analysis of contemporary randomized clinical trials. JAMA Intern Med 174 : 232-240, 2014

10) Al-Lamee R, et al : Percutaneous coronary intervention in stable angina(ORBITA) : a double-blind, randomised controlled trial. Lancet. 2017 Nov 1. pii : S0140-6736(17) 32714-9.

11) Ohman EM : CLINICAL PRACTICE. Chronic Stable Angina. N Engl J Med 374 : 1167-1176, 2016

12) Böhm M, et al : Achieved blood pressure and cardiovascular outcomes in high-risk patients : results from ONTARGET and TRANSCEND trials. Lancet 389 : 2226-2237, 2017

13) Vidal-Petiot E, et al : Cardiovascular event rates and mortality according to achieved systolic and diastolic blood pressure in patients with stable coronary artery disease: an international cohort study. Lancet 388 : 2142-2152, 2016

14) Pell JP, et al : Smoke-free legislation and hospitalizations for acute coronary syndrome. N Engl J Med 359 : 482-491, 2008

15) Smyth A, et al : Alcohol consumption and cardiovascular disease, cancer, injury, admission to hospital, and mortality : a prospective cohort study. Lancet 386 : 1945-1954, 2015

16) Yusuf S, et al : Obesity and the risk of myocardial infarction in 27,000 participants from 52 countries : a case-control study. Lancet 366 : 1640-1649, 2005

17) Juonala M, et al : Childhood adiposity, adult adiposity, and cardiovascular risk factors. N Engl J Med 365 : 1876-1885, 2011

18) Cohen AJ, et al : Estimates and 25-year trends of the global burden of disease attributable to ambient air pollution : an analysis of data from the Global Burden of Diseases Study 2015. Lancet 389 : 1907-1918, 2017

19) Di Q, et al : Air Pollution and Mortality in the Medicare Population. N Engl J Med 376 : 2513-2522, 2017

20) Pope CA 3rd, et al : Fine-particulate air pollution and life expectancy in the United States. N Engl J Med 360 : 376-386, 2009

21) Jerrett M, et al : Long-term ozone exposure and mortality. N Engl J Med 360 : 1085-1095, 2009

22) Mozaffarian D, et al : Trans fatty acids and cardiovascular disease. N Engl J Med 354 : 1601-1613, 2006

23) Micha R, et al : Red and processed meat consumption and risk of incident coronary heart disease, stroke, and diabetes mellitus : a systematic review and meta-analysis. Circulation 121 : 2271-2283, 2010

24) Bao Y, et al : Association of nut consumption with total and cause-specific mortality. N Engl J Med 369 : 2001-2011, 2013

25) Risk and Prevention Study Collaborative Group, et al : n-3 fatty acids in patients with multiple cardiovascular risk factors. N Engl J Med 368 : 1800-1808, 2013

26) Estruch R, et al : Primary prevention of cardiovascular disease with a Mediterranean diet. N Engl J Med 368 : 1279-1290, 2013

27) Sotos-Prieto M, et al : Association of Changes in Diet Quality with Total and Cause-Specific Mortality. N Engl J Med 377 : 143-153, 2017

28) Global BMI Mortality Collaboration, et al : Body-mass index and all-cause mortality : individual-participant-data meta-analysis of 239 prospective studies in four continents. Lancet 388 : 776-786, 2016

29) Yusuf S, et al : Obesity and the risk of myocardial infarction in 27,000 participants from 52 countries : a case-control study. Lancet 366 : 1640-1649, 2005

30) Nawrot TS, et al : Public health importance of triggers of myocardial infarction : a comparative risk assessment. Lancet 377 : 732-470, 2011

第10章　骨粗鬆症

保健所で骨の検診を受けたら
骨粗鬆症と言われました

CASE

主訴　保健所で骨の検診を受けたら骨粗鬆症といわれました。

症例　60 歳女性。身長 159 cm（若い頃と同じ），体重 50 kg, BMI 19.8。血圧 126/74 mmHg。今回，保健所の骨検診で骨量が −2.6 SD という指摘を受けた。背部痛，股関節痛はない。大きな病気の既往はなく，検診で異常を指摘されたこともない。母親が 72 歳のときに股関節の骨折をしている。閉経は 52 歳時。

診療のポイント Point

　骨量が −2.5 SD 以下，それだけで骨粗鬆症の診断を下すことができます。血液尿検査で副甲状腺・甲状腺機能亢進症，多発性骨髄腫などの続発性は否定的でした。FRAX* で将来の骨折リスクを計算すると10年以内の骨折の可能性は 16％，大腿骨近位部骨折（あるいは股関節骨折）が 2.6％ と予測されました。

　女性の場合，閉経後エストロゲンが低下して急速に骨粗鬆症が進行します。たとえば骨粗鬆症の人が，転倒して腰横を打って痛くて立ち上がれないようなときには股関節骨折を疑います。股関節骨折を起こした人の 25％ は 1 年以内に死亡し，25％ はその後長期のケアが必要で，50％は歩行介助が必要になるといわれています。あるいは，いつの間にか脊椎を骨折しているということもあります。高齢者の背中の痛み，身長が 2 cm 以上縮んだなどの場合には X 線写真で圧迫骨折を確認するべきです。骨折してからでは遅いと

---

*FRAX：Fracture Risk Assessment（https://www.sheffield.ac.uk/FRAX/tool.jsp?lang=jp）

いうこともあり，骨粗鬆症の診断がついた時点でビスホスホネートなどを用いて骨折を予防することが重要となります。

治療のエビデンス

☆ **ビスホスホネート** 骨粗鬆症の患者さんに使うと脊椎骨折を3～7割予防できる[1~4)]

◎ **抗スクレロスチン抗体** −2.0 SD 以下の骨量低下症に対して抗スクレロスチン抗体を投与すると骨密度が増加した[5)]。ビスホスホネートに比べ抗スクレロスチン抗体のほうが骨折予防効果が強かった[6)]

生活のエビデンス

○ **散歩・自転車** ────────── ↓骨折リスクが 15～25% 下がる
1日20分の散歩を毎日すると骨折リスクが下がる（➡p138 生活❶）

◎ **筋トレ** ────────────── ↓骨密度が増加する（➡p138 生活❷）

☆ **ビタミン D とカルシウム** ──── ↓骨折・転倒リスクを下げる
ビタミン D 800 IU/日摂取を勧める[7)]
カルシウム 1,200 mg/日摂取を勧める[8)]
ビタミン D とカルシウムの両方摂取で骨折が減る[9)]
ビタミン D 摂取は転倒予防にもなる[10)]

✕ ダイエット＋有酸素運動はかえって骨密度を低下させる（➡p139 生活❸）

転倒リスク

☆ **バランスをとる練習** ──────── ↓32%

☆ **筋トレ** ───────────── ↓29%（➡p140 生活❹）

☆ **家に手すりをつけるなど安全性を見直す** ──── ↓19%

☆ ビタミンDサプリメント ────────────── ↓19%（➡p140 生活❺）
700〜1,000 IU/日

骨粗鬆症に起因する骨折を予防するには，骨を丈夫にすることと，転倒を予防すること，この2方面からのアプローチが重要となる。骨折予防には，毎日20分の散歩・自転車で十分（➡p138 生活❶）であり，筋トレも骨を丈夫にする（➡p138 生活❷）。しかし，摂取カロリー制限による減量，あるいは減量＋有酸素運動ではかえって骨密度と筋肉量を減少させるので，減量を行う際は筋トレと組み合わせるべきである（➡p139 生活❸）。転倒予防に関してはバランス訓練が最も効果的（➡p140 生活❹）であり，ビタミンD摂取については，その血清濃度が低い場合に有効である（➡p140 生活❺）。

患者さんの生活習慣　運動習慣はなく，カルシウムやビタミンDのサプリメントも内服していない。喫煙・飲酒はしない。5年前に退職して，現在はエレベータ付きの賃貸マンションで夫婦2人暮らし。近くに住む孫の世話に時々車で出かける。ここ2年で体重が2〜3kg減った。

閉経し，仕事をやめ，運動をしていないのに体重が減ったということは，骨や筋肉量が減り始めたと考えるべきです。骨粗鬆症の診断なので，ビスホスホネートなどの投薬を開始すると同時に生活処方箋を出します。幸い，1日20分散歩するだけで骨粗鬆症に起因する骨折を予防することができます。骨粗鬆症の進行を遅らせると同時に転倒リスクを減らす努力も必要です。
以下の病態があると転倒ハイリスクです。

・12か月以内の転倒の既往（最も強いリスク因子），高齢，認知症，視力低下，不安定歩行で介助が必要，起立性調節障害，末梢神経痛，神経変性疾患（パーキンソン病など），膝や股関節の骨関節炎，糖尿病，ビタミンD欠乏症，薬（SSRI，睡眠薬，抗てんかん薬，抗精神病薬）など。

\ Value Talk /

バリュー・トーク

　検診結果から原発性骨粗鬆症の診断であること，骨粗鬆症の人は転倒など些細なことで容易に骨折しうること，転倒して股関節部を骨折すると4人に1人は1年以内に死亡し，同じく4人に1人は長期的ケアが必要となり，残りの2人に1人は歩行介助が必要になることを説明しました。加えて，あらゆる方法で骨折を予防する必要があるが，薬とビタミンD，カルシウムのサプリメント，プラス運動で骨を丈夫にし，家の中に手すりをつける，バランスのトレーニングをするなどの対策で転倒を予防しうることも伝えました。これに対して患者さんは，「母がまさにそうで，骨折したあとは寝たきりになり，認知症が進んで，介護が必要でした。でも，骨折するまで，どのお医者さんも母が骨粗鬆症であるとは診断してくれませんでしたし，もちろん『最大限骨折を予防する取り組みをしなくてはだめだ』と指導もしてもらえませんでした。今日は亡き母が先生と引き合わせてくれたように思います。できることは何でもやるので，骨折の予防法を教えてください」という意欲（バリュー）を語ってくれました。今の楽しみは何ですかと問うと，「生まれたばかりの孫に会うのがとても楽しみです」と笑顔で答えてくれました。

第1回目の外来

楽しい目的をつくり，歩くことを習慣づける

🔊 **医師**　○○さん，私が言うとおり動いていただいてもよろしいでしょうか？ 座っている状態から立って，狭い診察室で恐縮ですが2〜3mほど歩いてUターンし，また座っていただけますか？（患者さんの動きを見ながら），とてもスムースですね。特に膝は痛くありませんか？ 急に立ち上がったとき立ちくらみをすることはありますか？ 眼鏡をかけていればよく見えますか？ はずした状態ではどうでしょう？

🅿 **患者**　はい，その辺はだいたい大丈夫ですね。

🔊　よかったです。娘さんは歩いて15分くらいのところにお住まいなんですよね？ お孫さんの顔を見に行くとき，今までは時々徒歩で，たいがいは車で訪問していたとのことでした。でも，骨を丈夫にするため今後は徒歩で往復

してもらえますか？ 道中，段差があったり，歩道でも人通りが多すぎたり，自転車も一緒に走っていたりということはありますか？ よかれと思って歩くことを勧めても，転倒してしまっては意味がありませんから……。

🅟　人通りも少なく，広めの平坦な歩道で，緑も多く，気持ちのよい道ですわ。自転車もめったに通りません。何回か歩いて行ったこともありますが，まず転ばないとは思います。

🅓　週に何回くらい往復できそうですか？

🅟　かわいい孫に会うためなら，毎日でも大丈夫です。

🅓　いきなり無理をすると，筋肉痛で継続できないかもしれません。最初は週に2回から始めましょう。それで天気，体調，体力の許すかぎり通うということでどうでしょうか？ 骨粗鬆症の薬処方箋とは別に，生活処方箋を出しておきますね。こちらにサインしていただけますか？ また1カ月後にお会いしましょう。

［今回の生活処方箋］

```
┌──────────────────────────────────────┐
│ (処方箋)  ┌────────────┬──────────┐    │
│          └────────────┴──────────┘    │
│  #1　週に2回以上孫の顔を歩いて見に行く。      │
│  1カ月後受診まで有効                      │
└──────────────────────────────────────┘
```

1カ月後の外来

ビタミンD，カルシウムの適正な摂取で骨密度を保つ

🅓 医師　○○さん，お孫さんには会いにいかれていますか？

🅟 患者　ええ，もちろんです。だいたい週に2〜3回は行けています。先日テレビをみていたら「骨粗鬆症の人はビタミンDとカルシウムのサプリメントを摂るようにしましょう」といっていたのですけれど，そうしたほうがよいでしょうか？

🅓　はい，骨を丈夫にするにはビタミンDとカルシウムを摂るのも悪くありません。しかし，ビタミンDは陽に当たるだけで，体内で作られるのをご存知ですか？ 歩いてお孫さんに会いに行くときに陽に当たればビタミンDの体内のレベル

は上がります。加えてカルシウムを多く含む食事を摂っていただき，骨の検査値がよくなっていれば，慌ててサプリメントを摂る必要もありません。逆に骨の数値が全く改善していなければ，そのときサプリメントを検討しても遅くはありません。

Ⓟ　はい，そうしてみます。ビタミン D は陽に当たるとして，カルシウムの多い食品とは具体的にどのようなものがありますか？

Ⓓ　カルシウムを多く含む牛乳などの乳製品，小松菜，ブロッコリーなどの野菜，桜エビ，シラス，骨ごと食べられる魚，豆腐や納豆などがよいでしょう。ビタミン D を食品から摂るとすれば，きくらげ，シラス，イワシなどの魚に多く含まれます。でも陽に当たるのが最も効率的です。ただ，今は良い季節ですが，夏場は熱中症には気をつけてくださいね。また，来月お会いしましょう。

[今回の生活処方箋]

> ## 処方箋
>
> #1　週に 2 回以上孫の顔を歩いて見に行く。その際，露出部を増やして日光に当たり，ビタミン D を増やす。
> #2　カルシウムやビタミン D を多く含む食品摂取を心がける
> 1 カ月後受診まで有効

2 カ月後の外来

無理のない範囲で歩行時のペースアップを検討

Ⓓ　医師　○○さん，前回より体重が増えてきましたね？ よい兆候です。筋肉がつくと同時に骨も丈夫になってきていると思います。お孫さんには会いに行かれていますか？

Ⓟ　患者　はい，週に 2〜3 回，この 1 週間は 5 日間も通えています。

Ⓓ　週 5 日でも大丈夫ですか？

Ⓟ　はい，最近は慣れてきて，特に今週は暑すぎず，寒すぎずよい気候だったので楽しみながら歩けました。

Ⓓ　次の 1 カ月も同じペースでいきましょう。ところで荷物は持って歩かれま

すか？

🅟 いえ，荷物はなるべく持ち歩かないようにしています。

🅓 無理のない範囲で結構ですが，最初の5分は今までどおりのペースで，次の5分はできるだけ早歩き，そして最後の5分はゆっくり歩いてもらえますか？

[今回の追加生活処方箋]

┌─────────────────────────────
│ 【処方箋】 ┃　　　　　┃　　　　　
│
│ #3　5分間はできるだけ早歩きする。
│ 1カ月後受診まで有効
└─────────────────────────────

3カ月後の外来：特に大きな問題なし

4カ月後の外来

バランスの練習や手すりの設置で転倒予防

🅟 **患者** 先週の日曜，家で転んでしまいました。歩けないほどではありませんでしたが，痛かったので，近くの救急病院を受診しました。X線写真を撮り，幸い骨折はありませんでした。

🅓 **医師** 危ないところでした。股関節に骨折でもすると寝たきりになることも多いので……。今日からは自宅でできるバランスの練習をしましょうか？そこに立って，私の真似をしていただけますか（図1）？

🅟 結構難しいですね……。

🅓 しばらく練習するとすぐにできるようになりますよ。ところで，ご自宅や娘さん宅で手すりなどを付けることはできますか？

🅟 娘が心配してインターネットで調べてくれ，早速「据え置き式手すり」を自宅と娘の家に設置しました。賃貸マンションでも工事の必要がなく，大家さんと交渉しなくても大丈夫でした。これを段差部分に設置すれば，安全に移動できるので安心です。

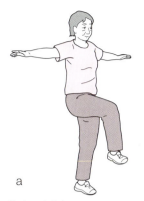 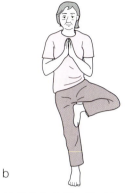

a
①真っすぐ立つ,
②両手を水平に広げる,
③片足を上げてしばらく保持,
④反対側の足を上げて保持,
を10回1セットとして1日1〜3セット行う。

b
ヨガの木のポーズ。10呼吸(10〜30秒)保持する。

図1 バランスの練習(a, bとも)

[今回の追加生活処方箋]

処方箋

#4 自宅でバランスの練習を行う。
1カ月後受診まで有効

5カ月後の外来

P 患者　孫が「ババ」って呼んでくれたんですよ。

Theエビデンス

生活① 日常的身体運動の効果

　日常的に運動することは骨折の予防になるといわれてきました。しかし，どの程度運動したらよいかはよくわかっていませんでした。そこでスウェーデンにおいて男女6万6,940人を対象に前向きコホート研究が実施され，毎日20分以下の散歩や自転車こぎで大腿骨近位部骨折の25%，すべての骨折の15%を予防することが示されました（図2）。一方，しっかりした運動を週に1時間以上やっても散歩や自転車と効果は大して変わりませんでした。

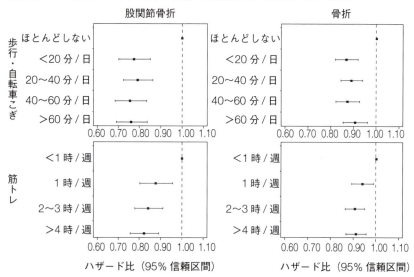

図2　1日20分の散歩で骨折は予防できる
(Stattin K, et al : Leisure-Time Physical Activity and Risk of Fracture : A Cohort Study of 66,940 Men and Women. J Bone Miner Res 32 : 1599-1606, 2017より改変)

生活② 筋トレの効果

　今までは高重量を扱う筋トレなどは骨粗鬆症患者にはむしろ禁忌と考えられていました。しかし，骨密度低下～骨粗鬆症の閉経後女性101人をHiRIT（High-intensity resistance and impact training）群と軽い運動を自宅で行う比較対照群にランダムに振り分け8カ月経過をみたところ，腰椎と大腿骨近位部の骨密度はHiRIT群で有意に強化され，下肢の筋力も強まりました（図3）。

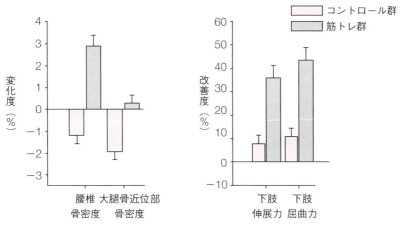

図3 閉経後でも筋トレで骨密度と下肢筋力が改善する
週2回,コーチがわきについて1回30分デッドリフト,スクワット,オーバーヘッドプレスなど,最初の1カ月は基本形を80〜85%の力で5回/セット,5セット行う。
(Watson SL, et al : High-Intensity Resistance and Impact Training Improves Bone Mineral Density and Physical Function in Postmenopausal Women With Osteopenia and Osteoporosis : The LIFTMOR Randomized Controlled Trial. J Bone Miner Res jbmr.3284, 2017より改変) [Epub ahead of print]

生活❸ 減量＋有酸素運動はかえって骨密度を下げる

65歳以上,BMI 30以上,週に1時間も運動しない高齢者160人を減量＋各種運動の3群,および減量も運動もしないコントロールの計4群にランダムに振り分け6カ月継続したところ,減量と筋トレだけの群では骨密度低下がある程度避けられたものの,有酸素運動を取り入れると骨密度は低下しました。減量＋有酸素運動＋筋トレでも同様に骨密度が低下する傾向にありました(図4)。

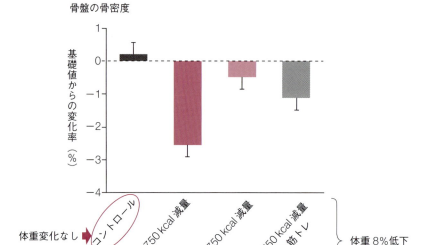

図4 ダイエット＋有酸素運動は骨密度を低下させる：筋トレを組み合わせれば骨密度は低下しない
(Villareal DT, et al : Aerobic or Resistance Exercise, or Both, in Dieting Obese Older Adults. N Engl J Med 376 : 1943-1955, 2017より改変)

生活❹ 転倒予防には，バランス練習が最も効果的

　地域高齢者の3人に1人は転倒するといわれています。転倒予防を目的として行われた159の無作為比較試験79,193人のメタ解析で，バランス練習（相対リスク0.68，95%信頼区間0.58～0.80），筋トレ（相対リスク0.71，95%信頼区間0.63～0.82），家で段差をなくす，手すりを設置するといった工夫（相対リスク0.81，95%信頼区間0.68～0.97）が効果的でした。
(Robertson MC, et al : fall prevention in community-dwelling older adults. JAMA 309 : 1406-1407, 2013)

生活❺ 転倒予防には，ビタミンDも有効

平均65歳以上の2,426人を対象としたランダム化比較試験のメタ解析で，ビタミンDを1日700～1,000 IU 内服すると，転倒リスクを19%予防できます。逆に投与量が700 IU 未満，血清濃度が60 nmol/L では効果がありませんでした（図5）。

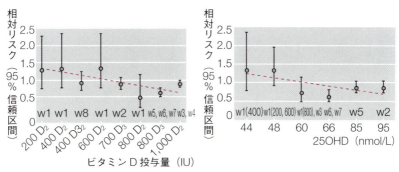

図5 ビタミンDサプリメントで転倒も予防できる
a：投与量，b：血清濃度
(Bischoff-Ferrari HA, et al : Fall prevention with supplemental and active forms of vitamin D : a meta-analysis of randomised controlled trials. BMJ 339 : b3692, 2009より改変)

[文献]

1) Black DM, et al : Randomised trial of effect of alendronate on risk of fracture in women with existing vertebral fractures. Fracture Intervention Trial Research Group. Lancet 348 : 1535-1541, 1996
2) Harris ST, et al : Effects of risedronate treatment on vertebral and nonvertebral fractures in women with postmenopausal osteoporosis : a randomized controlled trial. Vertebral Efficacy With Risedronate Therapy (VERT) Study Group. JAMA 282 : 1344-1352, 1999
3) McClung MR, et al : Effect of risedronate on the risk of hip fracture in elderly women. Hip Intervention Program Study Group. N Engl J Med 344 : 333-340, 2001
4) Black DM, et al : Once-yearly zoledronic acid for treatment of postmenopausal osteoporosis. N Engl J Med 356 : 1809-1822, 2007
5) McClung MR, et al : Romosozumab in postmenopausal women with low bone mineral density. N Engl J Med 370 : 412-420, 2014
6) Saag KG, et al : Romosozumab or Alendronate for Fracture Prevention in Women with Osteoporosis. N Engl J Med 377 : 1417-1427, 2017
7) Bischoff-Ferrari HA, et al : Fracture prevention with vitamin D supplementation : a meta-analysis of randomized controlled trials. JAMA 293 : 2257-2264, 2005
8) Qaseem A, et al : Treatment of Low Bone Density or Osteoporosis to Prevent Fractures in Men and Women : A Clinical Practice Guideline Update From the American College of Physicians. Ann Intern Med 166 : 818-839, 2017
9) Avenell A, et al : Vitamin D and vitamin D analogues for preventing fractures in post-menopausal women and older men. Cochrane Database Syst Rev. 2014 Apr 14 ; (4) : CD000227)
10) Bischoff-Ferrari HA, et al. Effect of Vitamin D on falls : a meta-analysis. JAMA 291 : 1999-2006, 2004

第11章　椎間板ヘルニア

重いものを持ち上げたとき
腰を痛めました

CASE

主訴　重い物を持ち上げたとき腰を痛めました。

症例　35歳男性。独身。会社員。身長178 cm, 体重78 kg, BMI 24.6。
2週間前，いつもどおり早朝，自転車を車庫から出そうとして軽く持ち
上げ場所を移動しようとしたとき，腰を痛めた。30歳頃にも同様のこ
とがあったが，そのときは数日で自然によくなりクリニックは受診しな
かった。今回は右の腿裏〜膝下外側が痛く，もう2週間も経つという
のに一向に痛みが和らぐ気配がない。横になって楽な姿勢をとってい
れば痛みはほとんどないが，長時間立っていたり，あるいは長時間
車の運転をしているとつらくなる。大きな病気の既往はなく，健診で
も異常を指摘されたことはない。朝も腰が痛くてなかなか起きられな
い。

診療のポイント
Point

起始および経過，診察所見から坐骨神経痛を伴う椎間板
ヘルニアと診断。排尿排便障害などのサインがあれば緊急
手術ですが，このケースは当てはまりません。急性の腰痛
はたいがい6週間で軽快します。MRIは4〜6週しても全
くよくなる兆しがなければ検討します[1]。MRIでのヘルニアの診断から予後の
予測，あるいは手術適応の判断はできません[2]。何故なら，腰痛のない患者
さんの20〜76％にMRI上，椎間板ヘルニアの所見を認めるためです。
MRIは，あくまで腫瘍や腰部脊柱管狭窄症など他疾患の鑑別に使います。

治療のエビデンス

◎ **手術** 坐骨神経痛はとれる

△ **手術** 腰痛はとれない ➡p151 治療①

△ **手術** 痛みは1年後には非手術群と同じ

× **神経障害性疼痛緩和薬** プレガバリン (リリカ®) は坐骨神経痛に対して無効。副作用もありうることからむしろ使用は控えるべき[3]

生活のエビデンス　　　　　　　慢性腰痛の再燃予防

☆ **運動** ────────────── ⇩45%

痛みが軽快したあとも，腰痛は再燃しやすいので運動を継続することが重要で，腰痛再燃を45%予防する➡p153 生活⑥

◎ **鍼治療** ──────────────── ↓20%

12週以上腰痛が続き慢性化した場合，鍼治療が有効➡p152 生活③

◎ **マインドフルネス** ───────── ↓20%

認知行動療法あるいはマインドフルネスに基づくストレス低減療法が有効➡p153 生活⑤

患者さんの生活習慣　デスクワークの多い会社員。喫煙者で飲酒の機会も

多いという。仕事が忙しく，ジムに通う余裕はほとんどない。

診療戦略 Strategy　喫煙は椎間板への血流を減らし，腰痛のリスク因子となるため，なるべく禁煙の方向にもっていきます。またデスクワークの時間も長く，運動習慣がないため，脊柱起立筋が弱体化し，脊椎に負担がかかっていないかチェックします。1カ月後(発症から6週間後)に症状が軽快する兆しがなければ，地域医療連携の画像センターなどで腰部のMRIを施行し他疾患を鑑別します。その時点で痛みが消失していれば再発を予防するための生活習慣を処方します。

\ Value Talk /

バリュー・トーク

　診断名は坐骨神経痛を伴う椎間板ヘルニアであることを告げ，手術すれば坐骨神経痛は治るが腰痛はすぐにはよくならない点，手術してもこれから説明するストレッチでも，1年後には90%治る点を説明すると，「私がアスリートで近く大会があるというのなら話は別なのでしょうけれども，腰痛が治らないのであれば手術は受けたくありません」ということでした。「ただ朝起きてから寝るまで，毎日腰痛に悩まされており，仲間とやっていたフットサルもやらずに，飲み会の誘いも全部断り，仕事が終わると家にまっすぐ帰る生活が続いています。上司にも事情を話してなるべく国内・海外の出張は入れないでもらっています」と，早く普段の生活に戻りたいという思い（バリュー）あるいは焦りを語ってくれました。

第1回目の外来

手術の有無で効果の差が感じにくい腰痛治療

Ⓟ **患者**　2週間前に腰を痛めたとき，私にしかできない仕事もあったため，仕事を休まずにいました。今も腰痛が続いているのは，無理して働き続けたことが悪かったのでしょうか？

Ⓓ **医師**　いえ，決してそんなことはありません。○○さんと同じ症状の人に対して，2週間安静にした場合と仕事を続けた場合で比較した研究がありますが，3カ月経過時の痛みの程度は同じでした（➡p152 生活❷）。ただ状況が許せば，腰を痛めたあと48時間くらいは水風呂に入るなどしてよく冷やしたほうがよいと思います。安静にしているよりは痛みの許す範囲で，日常生活はしていただいたほうが早く回復すると思いますよ（➡p151 生活❶）。

Ⓟ　ネットで調べたら，椎間板ヘルニアでは椎間板がはみだした状態のMRI写真がでていました。検査したほうがよいのでしょうか？

Ⓓ　坐骨神経痛を伴う椎間板ヘルニアであっても，たいがい6週間でかなりよくなります。もう1カ月待って痛みの程度が変わらなければMRIを撮りましょう。

Ⓟ　早く診断して早く手術を受けたほうが，その後の治りがよいということは

ありますか？

(D)　それはありません。椎間板ヘルニアでは6〜12週経過しても坐骨神経痛がとれない場合には手術を検討します。ただ，このような患者さんに手術を実施しても，坐骨神経痛はとれやすいのですが，腰痛と，それに伴う障害はなかなかとれません。そして，坐骨神経痛も1年後には手術を受けても受けなくても，90％の患者さんでその痛みは軽快します（➡p151 治療❶）。また，腰痛も1年後には同じく90％でほぼ治っています。まずは1カ月経過をみてみましょう。

まずは禁煙と正しい姿勢から始める

(P)　わかりました。ただ，立っていても座っていても足腰が痛いと，それなりにストレスです。よく効く魔法の薬はありますか？

(D)　残念ながら神経からくる痛みに効く薬はありません。あとは抗炎症薬ですが，長期に服用すると副作用が出ることもあるので，頓服程度にとどめておいたほうが無難ですね。ところで，○○さんはたばこを吸われるようですが，これを機会に禁煙してみませんか？　喫煙は椎間板に行く血流を減らすので，治りが悪くなります。また仮に数カ月で完治しても再発しやすくなり，何度も再発するうちに慢性化，つまり腰痛が常態化してしまいます。腰痛と喫煙，どちらをとりますか？

(P)　喫煙は肺がんだけではないのですね……。う〜ん，わかりました。がんばって禁煙してみます。

(D)　○○さん，デスクワークが多いということでしたが，普段どんな姿勢をしていますか？　背中を丸めて作業をすると（図1a）椎体の前面に圧がかかり，椎間板が後ろにはみだしやすくなります。一方，軽く背もたれにもたれかかると（図1b），椎体全体に圧がかかるので，椎間板ははみだしにくくなります。

(P)　結構前かがみだと思います。気をつけます。

(D)　立ち姿勢はどうでしょう？　ここで真っすぐ立ってもらえますか？　ちょっと猫背気味ですね。顎を引いて，背筋をまっすぐ，腰椎はわずかに前に弯曲しているのがよい姿勢です。

　○○さん，自転車を持ち上げたときの姿勢を覚えていますか？　ご存知とは思いますが，（ジェスチャーで示しながら）地面に置かれた重い物を持つとき

バリュー・トーク　　145

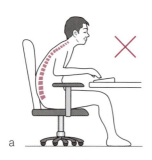
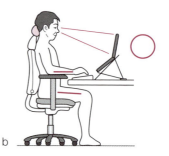

a

b

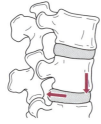

椎体の腹側に体重がかかると，椎間板は後ろにはみだしやすい＝ヘルニア

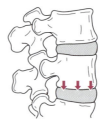

椎体に均等に重量がかかるため椎体が脱出し難い。

図1　腰を痛めやすい姿勢とは？

には，いったんしゃがんで腰に負担がかからないようにしましょう。

🅟　結構思い当たる点があります。日頃から注意するようにしてみます。

🅓　まずは禁煙と姿勢の生活処方箋を出しますね。1カ月後にお会いしましょう。

［今回の生活処方箋］

処方箋

#1　禁煙
#2　腰によい姿勢を心がける。
1カ月後受診まで有効

a：マッケンジー体操のストレッチ

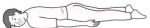

①床にうつぶせになった姿勢のまま5分。

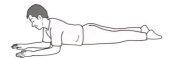

②上体を起こし，腰をやや反らせた姿勢のまま5分。

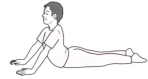

③さらに腰を反らせ，また②の姿勢に戻す反復運動をゆっくり数回。

b：腸腰筋のストレッチ

脊椎と大腿骨をつなぐ腸腰筋が伸ばされていることを感じながら実施する。

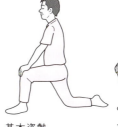

基本姿勢
①立膝90°。
②背筋を伸ばす。

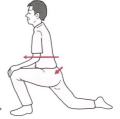

ストレッチ姿勢
①重心を前にシフトする。
②背中はまっすぐ。
③左右30秒ずつ。

図2　マッケンジー体操のストレッチ（a）と，腸腰筋のストレッチ（b）

1カ月後の外来

脊椎を支える2つの筋肉を柔軟に保つ

医師　調子はいかがですか？

患者　だいぶよくなりました。まだ少し痛みが残っていますが，仕事や日常生活にも大きな支障はありません。がんばって禁煙もしていますし，日頃の姿勢も注意しています。

医師　がんなどの悪いものであれば，どんどん悪化すると思いますし，感染症であれば熱などの症状を伴います。MRIは撮らずに様子をみることにしましょう。

患者　ネットで調べると，腹筋・背筋を鍛えて背骨にかかる負荷を軽減させたほうがよいと書いてありました。やってみたらかえって腰痛がひどくなった気がします。どうしたものでしょうか？

Ⓓ　そのまま腹筋・背筋運動だけをすると腸腰筋などの骨盤屈筋群を硬くしてしまい，脊椎を前に引いてしまうことによりかえって腰を痛めやすくなります。ですから，最近では腹筋・背筋30回といった運動は腰痛のある人には勧めていません。

Ⓟ　高校の部活を思い出して腹筋，背筋をやっていました。では，どういう運動がよいのでしょうか？

Ⓓ　腰痛や椎間板ヘルニアになる人では，背骨の周囲にあってこれを支える脊柱起立筋と腿を引き上げる腸腰筋が硬くなっています。図2のようなストレッチを実施してもらえますか？

Ⓟ　はい。これくらいならジムに行く必要もありませんし，自宅でできます。

Ⓓ　腰に変な痛みを覚えたらすぐにやめてくださいね。硬さは人それぞれ違います。筋肉が伸ばされている（ストレッチ）のを感じながら毎日寝る前などにできると効果的です。

［今回の追加生活処方箋］

```
処方箋

#3　脊柱起立筋のストレッチ。
#4　腸腰筋のストレッチ。
1カ月後受診まで有効
```

2カ月後の外来

持続する筋肉の張りには鍼治療や脊柱起立筋のストレッチを

Ⓓ　**医師**　調子はいかがでしょうか？

Ⓟ　**患者**　はい，坐骨神経痛はとれ，普通の日常生活に戻れました。ただ，まだ腰の張った感じが残っています。

Ⓓ　（診察をして）確かに背骨のまわりの筋肉がまだだいぶ張っていますね。こういうときは，鍼治療（➡p152 生活❸）か脊柱起立筋という背骨を支えている筋肉のストレッチが効果的です。どちらが好みですか？ ストレッチは自宅

148　第11章　椎間板ヘルニア

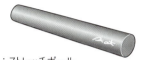

a：ストレッチポール

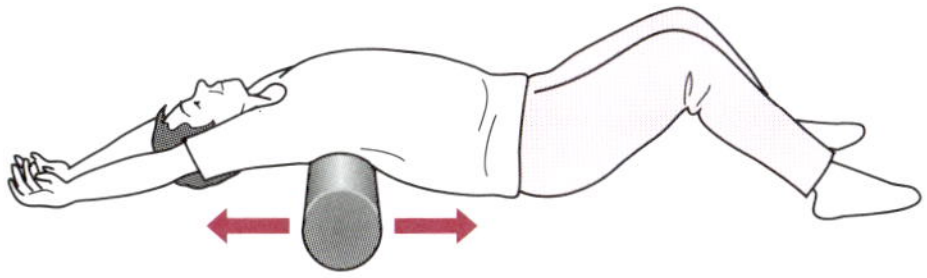

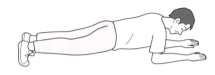

図4　コアの強化
今ではプランク（図のように体勢を維持する運動）がコア（体幹）の前，横，後ろをバランスよく鍛えることができる運動として一般的になった。

b：ゆっくりと背中の上から下へ，また上へストレッチポールをゆっくり動かす。このことにより，普通のストレッチではなかなか伸ばせない背筋をしっかりストレッチすることができる。

図3　脊柱起立筋のストレッチ

でできますよ。

P　やはり自宅でストレッチですかね？

D　ストレッチポール（図3a）を購入いただくか，家に代用品があればそれを使って，イラストのように背中をストレッチします（図3b）。背骨のまわりの筋肉を強くプレスすることにより筋肉の張りを緩めることが腰痛をとるポイントです。筋肉が伸ばされている感覚であればよいのですが，変な痛みを感じたらすぐにやめてくださいね。プランク（図4）も一見地味ですが，家でもできる筋トレ法です。体幹を鍛えるのにとても有効ですよ。ぜひトライしてみてください。

［今回の追加生活処方箋］

処方箋

#5　ストレッチポールを使ったストレッチ。
#6　プランク
1カ月後受診まで有効

3カ月後の外来

完治後もストレッチを継続し，腰痛再燃を防ぐ！

D 医師 調子はどうですか？

P 患者 完治しました。昨日は久しぶりに仲間とフットサルをやってきました。

D それはよかったです！ 3カ月以上治らないと慢性腰痛で，年単位で長引くことがしばしばあります。そうなると薬もなかなか効きませんし，効いたとしても長期服用で腎機能が悪くなったり胃潰瘍になったりと，余病を引き起こします。鍼治療に長いこと通ったり，心理療法を受けるなど，かなり苦労されている慢性腰痛の患者さんも多く見受けられます。鍼治療は有効ですが，長期となるとそれなりに経済的負担になりますよね？ 腰痛をとるにはストレッチが効きますが，足腰の筋肉を鍛えて背骨を周りの筋肉で支えられるようになると，再発を予防できます（➡p152 **生活④**，➡p153 **生活⑥**）。心理療法の中でもマインドフルネスが有効です（➡p153 **生活⑤**）。ところで，ストレッチ運動は続けていますか？

P 最近は痛みがとれたので，サボっています。

D ○○さん，それは危険ですよ。「2度あることは3度ある」で，運動しなければ，たぶん近い将来再発します。今の運動を継続すれば，腰痛の再発リスクは半減します。せっかく完治したのですから，ストレッチ運動のほうもがんばってくださいね（➡p153 **生活⑥**）。

P はい，手術や薬に頼らずとも簡単なストレッチで治ることが身をもって理解できましたから。ただ，痛みがなくなるとサボってしまいますね。でも今日から再開します！

Theエビデンス

治療❶ 坐骨神経痛を伴う椎間板ヘルニアに手術は有効か？

　ひどい坐骨神経痛を伴う椎間板ヘルニアを発症後6〜12週の患者さん283人を，早期手術群と待機群（症状が悪化した場合にのみ手術する）にランダムに振り分けました。1年間経過観察したところ，待機群に比べ，手術群では坐骨神経痛は早期に回復する傾向にありましたが，1年後には両群の間に差が認められませんでした。主評価項目である身体障害スコアおよび腰痛の程度に関しては，両群の間で有意な差を認めていません（図5）。

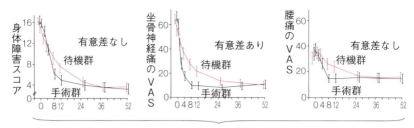

図5　椎間板ヘルニアに対する手術の効果は限定的
(Peul WC, et al : Surgery versus prolonged conservative treatment for sciatica. N Engl J Med 356 : 2245-2256, 2007より改変)

生活❶ 急性腰痛時はベッド上安静か，それとも身体を動かしたほうがよいのか？

　急性腰痛の患者さん186人を2日間ベッド上で安静にする群，腹筋・背筋などの腰を使った運動をする群，痛みの許す範囲で日常生活をする群にランダムに振り分け，3週後と12週後に評価しました（表1）。その結果，痛みの許す範囲で日常生活をする群で回復が最も早いことがわかりました。

表1　腰痛後は良くなるまで安静にするよりも痛みの許す範囲で日常生活（or 仕事）をする方がよい

	2日間ベッド上安静 （67人）	腰を使った運動 （52人）	日常生活 （67人）
欠勤日数	7.5	5.7	4.1
痛みの日数	15	20	14
コスト（米ドル）	234	397	168

(Malmivaara A, et al : The treatment of acute low back pain-bed rest, exercises, or ordinary activity? N Engl J Med 332 : 351-355, 1995より改変)

生活❷ 急性の椎間板ヘルニアでは安静にするべきか？

急性の椎間板ヘルニアに坐骨神経痛を合併し，緊急手術の適応がない患者さん186人を，2週間ベッド上安静にする群と日常生活をする群にランダムに振り分け，2・3・12週で経過を観察しました。2週間の時点では安静群の治癒率は70%であったのに対して日常生活群では65%であり，12週の時点では両群で同じ87%が回復していました。2週目以降の欠勤日数や，12週までに手術を試行された率も同等でした。
(Vroomen PC, et al：Lack of effectiveness of bed rest for sciatica. N Engl J Med 340：418-423, 1999より)

生活❸ 慢性腰痛に対する鍼治療は有効か？

慢性腰痛（平均8年）の患者さん1,162人をツボに深く針を刺し操作する鍼治療群，針を刺すが，ツボは外すか浅くし，操作は行わない偽鍼治療群，通常医療群にランダムに振り分けて6カ月経過観察したところ，それぞれ47.6%，44.2%，27.4%で痛みが2/3にまで低減し，臨床的に有意な改善を認めました。ツボをはずしても腰痛がよくなっている点に注目です。
〔Haake M, et al：German Acupuncture Trials (GERAC) for chronic low back pain：randomized, multicenter, blinded, parallel-group trial with 3 groups. Arch Intern Med 167：1892-1898, 2007より〕

生活❹ 慢性腰痛でストレッチや筋トレは禁忌か，奨励か？

12週以上続く慢性腰痛患者さんに対して運動群，非運動群にランダムに振り分けた43の比較試験のメタ解析を実施しました。運動とはいっても，腰の痛みをとるのはストレッチが最も効果的で，腰の機能改善には筋力アップが欠かせませんでした（図6）。

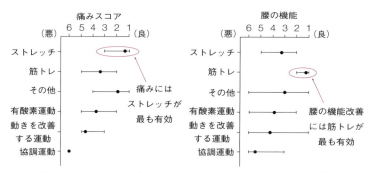

図6　腰痛をとるにはストレッチ（左），腰の機能回復には筋トレ（右）が効く
(Hayden JA, et al：Systematic review：strategies for using exercise therapy to improve outcomes in chronic low back pain. Ann Intern Med 142：776-785, 2005 より改変)

生活⑤ 慢性腰痛に対するマインドフルネス・ストレス軽減法，認知行動療法，一般診療の効果比較

　慢性腰痛（平均7年）の342人を無作為にマインドフルネス・ストレス軽減法（MBSR），認知行動療法（CBT），一般診療の3群に振り分け，半年後のRoland-Morris障害者アンケートと主観的腰痛スコアで30%以上（＝臨床的に意味のある）の改善がみられるかで評価しました（表2）。臨床的に意味のある改善はMBSRとCBTで60%前後，通常診療で40%でした。主観的痛みもMBSRとCBTで4割強，通常診療で2割強でした。しかし，MBSRの効果は1年後も続いていました。MBSRはCBTや通常医療よりよく効くといえます。

表2　慢性腰痛にはマインドフルネス・ストレス軽減法が効く

	臨床的に意味のある（30%以上）改善をした人の割合			
	通常医療	MBSR	CBT	P値
Roland-Morris障害者スコア				
26週	44.1%	60.5%	57.7%	0.04
52週	48.6%	68.6%	58.8%	0.01
主観的腰痛スコア				
26週	26.6%	43.6%	44.9%	0.01
52週	31.0%	48.5%	39.6%	0.02

(Cherkin DC, et al : Effect of Mindfulness-Based Stress Reduction vs Cognitive Behavioral Therapy or Usual Care on Back Pain and Functional Limitations in Adults With Chronic Low Back Pain : A Randomized Clinical Trial. JAMA 315 : 1240-1249, 2016 より改変)

生活⑥ 再発予防

　腰痛再発予防に運動，腰痛バンド，靴のインソールが役立つかを調べたランダム化比較試験のメタ解析では，運動のみが有効で45%再燃を予防していました[4]。

［文献］

1) Deyo RA, et al : CLINICAL PRACTICE. Herniated Lumbar Intervertebral Disk. N Engl J Med 374 : 1763-1772, 2016

2) el Barzouhi A, et al : Magnetic resonance imaging in follow-up assessment of sciatica. N Engl J Med 368 : 999-1007, 2013

3) Mathieson S, et al : Trial of Pregabalin for Acute and Chronic Sciatica. N Engl J Med 376 : 1111-1120, 2017

4) Steffens D, et al : Prevention of Low Back Pain : A Systematic Review and Meta-analysis. JAMA Intern Med 176 :199-208, 2016

第12章　肩痛（肩インピンジメント症候群）

お皿を棚の高いところに戻すとき肩が痛みます

CASE

主訴　お皿を棚の高いところに戻すとき肩が痛みます。

症例　61歳女性。1年前より右肩に力が入りづらくなり，違和感を覚えるようになった。台所の棚の高いところに皿を出し入れするとき右肩上外側に刺すような痛みを感じ，そのあと，三角筋部にも痛みが残る。ほかにもシャツを着るとき痛む。右肩を動かすとゴリゴリする感じがある。最初は時々だったが，近頃痛いときのほうが多く，寝返りを打って右肩が下になると痛くて起きてしまうこともある。肩が重く，力も入りづらい気がする。大きなけがや病気の既往・現病歴はない。

診療のポイント Point

筋萎縮，圧痛のある箇所はありませんでしたが，右上肢を90°外転させた際に強い痛みを訴え，挙げた腕をゆっくり内転させた際も痛みに耐えかねて手を下ろしてしまいます。それ以外の所見からも肩インピンジメント症候群と診断しました[1,2]。回旋腱板は肩甲下筋，棘上筋，棘下筋，小円筋の4つの筋肉の腱で構成されます。その上に肩峰下滑液包が存在し，これらが上腕骨と肩峰の間に挟まれて存在します（図1a）。上腕を外転させた際，上腕骨頭と肩峰との間で滑液包や回旋筋板腱を挟んでしまうと痛みと機能障害を生じます（図1b）。これが肩インピンジメント症候群と呼ばれる病態です。一般外来でみる肩の痛みで最も多い病態で，①描画や水泳，テニスのサーブなど肩に負荷のかかる動作を繰り返す，②逆に加齢現象で回旋腱板を構成する筋肉が萎縮することにより上腕骨頭の位置が上方に引き吊られて肩峰に衝突しやす

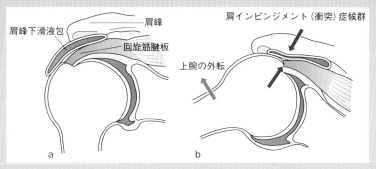

図1　回旋筋板腱をはさんでしまうこと(インピンジ)によって生じる

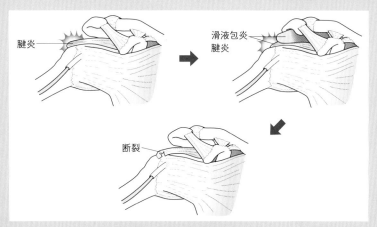

図2　インピンジメント症候群を放置するとどうなるか？

くなる，③肩峰と上腕骨頭の間隙が加齢により狭くなる，といったことが原因と考えられています。

インピンジメントの病態が長く続くと(少なくとも4年)，腱と滑液包は圧迫・研磨されて炎症を起こし，やがて断裂します(図2)。最初，棘上筋がダメージを受けたのち，肩甲下筋，棘下筋の障害へと進行します。

治療のエビデンス

△　**手術** ── 手術と保存療法のランダム化比較試験のメタ解析で，エビデンスは限られているが，痛みをとるうえで差がない[3]。

△ **ステロイド局所注射**────ステロイドと徒手理学療法のランダム化比較試験で，1年後の痛みは変わらないことが示された（➡p162 治療❶）。

△ **非ステロイド性抗炎症薬**────ステロイドとNSAIDsのランダム化比較試験のメタ解析で，インピンジメント症候群への疼痛軽減効果は同等である。一方，癒着性肩関節周囲炎，いわゆる五十肩ではステロイドのほうが除痛効果が強い[4]。

生活のエビデンス

◎ **肩に特化した運動**────⇩手術回避：通常の肩・首の運動で1/8にできる（➡p162 生活❶）

肩を支える筋肉を収縮させ，ゆっくりと伸ばしながら力を加える運動と肩・首の通常の運動とをランダムに比較したところ，前者が特に有効であった[5]。そのほか，湿布，体外衝撃波治療やレーザー治療などに関しては質の低いエビデンスしかないが，運動と組み合わせるのが賢明であろう[4]。

患者さんの生活習慣　夫と2人暮らし。3年前に仕事をやめ，その後体重が3kgほど増えたという（BMI 25.5）。非喫煙者，飲酒もめったにしない。学生時代は水泳をやっていた。卒業後は運動する習慣がない。

外傷による急性の症状であれば手術適応です。今回は明らかなきっかけなしに徐々に痛みがでてきたもので，症状の程度からも断裂には至っていない肩インピンジメント症候群です。しかし，この状態を放置すると数年後には断裂に至る可能性もあり，まずは自宅でもできる肩周囲筋肉の伸張性収縮を利かせたトレーニングを指導します。

\ Value Talk /

バリュー・トーク

　患者さんに対して肩インピンジメント症候群の診断と病態を説明したうえで，①この症候群に対して手術，ステロイド局所注射でも痛みは改善するが，肩周囲の筋トレとたいして効果は変わらないこと，②肩の筋トレはこの外来で説明して自宅で簡単にできること，③言い換えれば別の医療施設やジムに通う必要がないこと，④痛みがとれるまでは痛み止めの内服薬や湿布を併用できること，⑤それ以外にもレーザーや体外衝撃波治療といった選択肢もあるが自分のクリニックではできないことを説明しました。患者さんは「今は退職していますので，時間はたっぷりあります。ゆっくりと自宅で養生したいと思います。よく使うお皿は低いところに移せば日常生活で困ることもありませんし」という希望（バリュー）をもっており，毎月1種類ずつ筋トレを教えることになりました。

第1回目の外来

自宅でできるトレーニング①：振り子運動

Ⓓ 医師　図3のように腕を下げ，振り子のように足の長さ程度の小さな円を描きます。右回り，左回り10回ずつ1日1回やってみてください。症状がよくなってきたら，その半径を徐々に広げていってみていただけますか？　その際，腕はぶらぶらした状態で力を入れないように。痛みがとれてきたら，ペットボトルでも何でもよいのですが，0.5〜2kg程度のものを手で持って繰り返してください。

［今回の生活処方箋］

処方箋

#1　ひたすら振り子運動
1カ月後受診まで有効

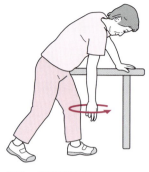

図3　振り子運動

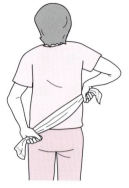

図4　タオルストレッチ

1カ月後の外来

自宅でできるトレーニング②：タオルストレッチ

医師　どうですか，肩の調子は？
患者　徐々にですが，痛みがとれてきました。
　今月はタオルストレッチを取り入れてみましょう。タオルを背中に回して背中を洗うような動作を1日10〜20回繰り返してみてください（図4）。

［今回の追加生活処方箋］

```
処方箋
#2　タオルで背中ふき
#3　タオルストレッチ
1カ月後受診まで有効
```

2カ月後の外来

自宅でできるトレーニング③：指歩行

患者 地味な運動ですが，徐々に痛みがとれてきたような気がします。
医師 今月は指歩行を教えましょう。肩の高さから指で壁を歩くように上げていき，なるべく高いところまで到達したら，今度は徐々に下がり，元の位置に戻ります（図5）。次に90°横を向いて同じ動作を繰り返します。1日10〜20回繰り返してみてください。

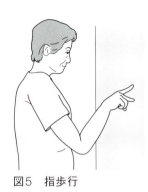

図5　指歩行

［今回の追加生活処方箋］

> 処方箋
> #4　指歩行
> 1カ月後受診まで有効

3カ月後の外来

自宅できるトレーニング④：肩のストレッチ

患者　肩の痛み，だいぶとれてきました。
医師　よいですね。では，次は肩のストレッチをしましょう（図6）。腕を適当な高さの机に置き，軽く膝を曲げて屈伸することにより肩をストレッチします。また反対の手で肘をおさえながら肩のストレッチを行うこともできます。1回15～20秒のストレッチを1日10～20回実施してください。

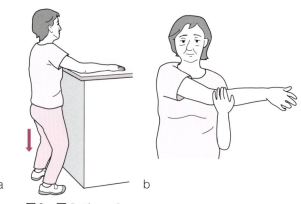

図6　肩のストレッチ
a：机を使う，b：反対の手を使う

［今回の追加生活処方箋］

処方箋

#5　肩のストレッチ
1カ月後受診まで有効

4カ月後の外来

肩まわりの筋トレで再発予防

患者　だいぶ調子がよいです。お皿を棚にあげても肩が痛くなくなってき

ました。

🅓 医師　（筋力テストをして）だいぶよいのですが，再発しないように，今度は肩まわりの筋力をつけましょう。できればトレーニングチューブなどを購入していただくと家で筋トレができます（図7）。

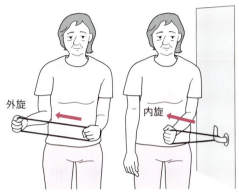

図7　トレーニングチューブを使った肩の筋トレ

[今回の追加生活処方箋]

```
処方箋
#6  トレーニングチューブを使った筋トレ
1カ月後受診まで有効
```

5カ月後の外来

🅟 患者　最近調子がよいので，何十年かぶりに水泳を始めました。肩を痛めない程度にゆっくりと泳いでいます。

Theエビデンス

治療❶ 肩関節へのステロイド局所注射は有効か？

　肩インピンジメント症候群の104人を，ステロイド局所注射を1カ月以上空けて最大3回注射できる群と，6回のストレッチと簡単な筋トレの指導を理学療法士から受け自宅でも練習する群にランダムに振り分け，1年間痛みの程度を評価しました。その結果，痛みの程度は全くといってよいくらい変わりませんでした（図8）。

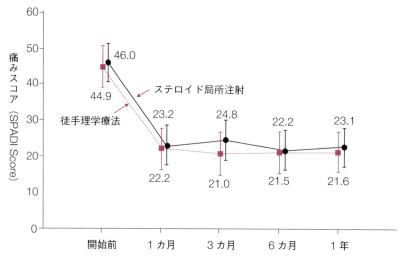

図8　ステロイド局所注射と肩のストレッチ＋筋トレの肩痛を減らす効果は同等である
(Rhon DI, et al : One-year outcome of subacromial corticosteroid injection compared with manual physical therapy for the management of the unilateral shoulder impingement syndrome : a pragmatic randomized trial. Ann Intern Med 161 : 161-169, 2014 より改変)

生活❶ 慢性インピンジメントに肩の運動療法は有効か？

　6カ月以上の慢性インピンジメントがあり保存的治療で効果がない102人を対象とし，回旋腱板と肩甲骨周囲の筋肉の伸張性収縮運動をする群と，首と肩の非特異的運動群にランダムに振り分け，12週間同数のパーソナルトレーニングと自主トレーニングを実施しました。その結果，介入群のほうで明らかに肩の痛みが軽減し，肩関節の機能改善がみられます。手術も介入群で大幅に回避できていました（オッズ比7.7, $P<0.001$）。

[文献]

1) Beach H, et al : VIDEOS IN CLINICAL MEDICINE. Clinical Examination of the Shoulder. N Engl J Med 375 : e24, 2016

2) Matsen FA 3rd : Clinical practice. Rotator-cuff failure. N Engl J Med 358 : 2138-2147, 2008

3) Saltychev M, et al : Conservative treatment or surgery for shoulder impingement : systematic review and meta-analysis. Disabil Rehabil 37 : 1-8, 2015

4) Steuri R, et al : Effectiveness of conservative interventions including exercise, manual therapy and medical management in adults with shoulder impingement : a systematic review and meta-analysis of RCTs. Br J Sports Med 51 : 1340-1347, 2017

5) Holmgren T, et al : Effect of specific exercise strategy on need for surgery in patients with subacromial impingement syndrome : randomised controlled study. BMJ 344 : e787, 2012

第13章　膝痛（膝の骨関節炎）

階段の昇り降りをする際，膝が痛みます

CASE

主訴　階段の昇り降りをする際，膝が痛みます。

症例　59歳女性 。身長155 cm，体重63 kg，BMI 26.2。1年前より左膝に，半年前より右膝にも体重がかかるときに強くて刺すような痛みを感じる。徐々にその頻度と程度が悪化し，特に階段昇降により痛みが増す。また，椅子に座っていて立ち上がるときにも痛みがある。しゃがむとき膝の関節がゴリゴリする感じがあり，石か何かが挟まったようになり関節がロックしてしまうこともある。先週，階段を降りる際，膝がガクッとなり，転げ落ちそうになった。ここ2年で体重が5 kg増えた。

診療のポイント Point　診察したところ（コラム「膝の診察」➡p173）軽度の膝骨関節炎に半月板断裂も合併していることがわかりました。膝のX線写真では関節間隙の狭小化や骨棘の所見はなく，膝の骨関節炎の初期症状であると考えられます。

治療のエビデンス

膝骨関節炎

☆　**非ステロイド性抗炎症薬**　痛みをとり機能回復にも有効：なかでもボルタレン®で代表されるジクロフェナクが最も効果的[1]

△ **非ステロイド性抗炎症薬** 長期服用により消化性潰瘍，肝腎機能障害など重篤な副作用が発生しうる[1]

△ **グルコサミン・コンドロイチン** 臨床的に意味のある効果なし[2]

△ **超音波治療** 臨床的に意味のある効果なし[3]

△ **鍼治療** 臨床的に意味のある効果なし[4]

◎ **膝関節全置換術（中等症～重症）** 疼痛軽減[5]

△ **膝関節全置換術（中等症～重症）** 重篤な副作用[5]

半月板変性断裂

△ **関節鏡視下半月板部分切除術** 臨床的に意味のある効果なし（➡ p172 治療❶）

生活のエビデンス

◎ **ダイエット** ⇩ダイエットで体重を 10% 程度減らすと，骨関節炎による膝の痛みがかなり減る

◎ **運動** ⇩ダイエットと運動を組み合わせるとより効果的（➡p172 生活❶）筋力強化，ストレッチ，そして有酸素運動の組合わせが特に膝関節の機能回復に有効[6]

☆ **インソール** ⇩O脚の膝骨関節炎患者さんに対して外側が厚いインソールを使うと痛みがとれる[7]

　ダイエットで体重を 10% 程度落とすと，骨関節炎による膝の痛みがかなり軽減される（➡p172 生活❶）。骨関節炎による膝痛に運動は効果的で，筋力強化，ストレッチ，そして有酸素運動の組合せが特に膝関節の機能回復に有効である[6]。痛みがあるようであれば，プールの中で（水泳ではない）運動をするアクアビクスなども選択肢の1つだろう。O脚の膝骨関節炎患者さんに対して外側が厚いインソールを使うと痛みがとれるというメタ解析結果がある[7]。

患者さんの生活習慣
農家で野菜や果物をとる，運ぶ，箱詰めするといった作業を行う際，しゃがんだり立ったりを繰り返すことは多い。最近はしんど

165

くなったので，息子夫婦にまかせている．家で菓子をつまみながらテレビをみることが多い．外食はほとんどしない．食事は白米が中心．平屋に住んでいるため自宅で階段昇降の機会もなく，トイレは洋式，買い物などに出かける際も車で，ほとんど歩かない．

膝に痛みのない人でも MRI 上，半月板断裂所見があることが多いので[8]，MRI は治りが悪いときに考慮すればよいでしょう．年齢，過体重，重い物を持って膝の屈伸をする日常生活によって膝関節の軟骨がすり減っているところへ，最近農作業をせずに家にいる時間が増え，その結果，過体重と廃用性筋萎縮による筋力低下も影響して，骨関節炎の症状が顕性化したものと思われます．「膝が痛いので，運動しない」，これらが悪循環をつくり出していそうです．まず，体重を減らすことにより膝関節への免荷を図り，次に O 脚に対しインソールを入れることにより膝関節への偏った負荷を取り除きます．膝の痛みがとれてきたら，最後にハムストリングと四頭筋などペアで膝関節を支えている筋肉のバランスを整えつつストレッチで柔軟性を保ち，かつ筋力も強化します．

\ Value Talk /

バリュー・トーク

　経過と診察所見から軽度の膝骨関節炎があり半月板断裂も合併していることを伝えました。手術は中等症以上が適応であり，比較的重篤な合併症も発症しうること，薬も長期に服用すればこれも重篤な副作用が発生しうることを話したところ，「なるべく手術や薬に頼らず治せるものなら治したい」とのこと。「痛いのは毎日の問題なので憂うつになりますが，もう60歳近いのでしょうがない部分もあるとは思います。近所の友達と『一緒に国内旅行したいね』と話しているので膝の痛みがおさまるといいのですが，かといって，注射やサプリ，超音波もそれなりにお金がかかるので，家でできる簡単な方法でまずはやってみたいです」と，膝をよくして，旅行に行くことが当面の目標（バリュー）となることが判明しました。そのためには，旅行代を貯めるのにお金のかからない方法で膝の痛みをとることも重要となってくるでしょう。

第1回目の外来

まずは体重を落とし，膝への負担減を図る

医師　一歩踏み出すたび，片膝には体重の1.5倍，階段昇降時には2〜3倍，しゃがみ姿勢時は4〜5倍の重量がかかります。ですから，階段や農作業でしゃがむ回数が多いと，そのぶん膝に負担がかかります。まずはその負担を減らすために体重を落とすところから始めてみましょうか？

患者　はい。

玄米や雑穀米はお好きですか？

はい，両方とも好きですよ。

では，白いご飯を玄米などに替えてみていただけますか？

はい。

あと，できればお菓子の回数を減らしていただけると体重は減りやすいと思うのですが，どうでしょうか？　食べないようにするのではなく，果物やナッツに替えるのでもかまいません。

はい，膝の痛みをとって旅行に出かけるためならがんばってみます。

Ⓓ　階段はきついようですが，平地を歩くのは大丈夫とのことでした。農作業をやめてテレビをみる時間が増えたことで，体重が増えたとすると，午前と午後，散歩の時間をつくってもらってもよいですか？

Ⓟ　少し身体を動かしたほうがよいということですよね？ やってみます。

Ⓓ　1日どれくらいできそうですか？

Ⓟ　孫の幼稚園の送り迎えや，以前は農作業もやっていたので，1日2〜3時間は歩けると思います。

Ⓓ　急に運動するとさらに膝を痛めるかもしれません。最初は1日30分から始めてみましょうか？

[今回の生活処方箋]

　　　（処方箋）
　#1　白米を玄米などに替える。
　#2　菓子類を果物やナッツに替える。
　#3　1日30分の散歩。
　1カ月後受診まで有効

1カ月後の外来

歩行痛を和らげる足底板の使用を検討

Ⓓ 医師　1か月で3kg減りましたね。すばらしいです。

Ⓟ 患者　はい，家にいるとついつい食べてしまうので，なるべく外を出歩くようにしました。最初は1日30分から始めましたが，最近では1日1時間くらい歩くようにしています。

Ⓓ　なるほど。それで肝心の膝の痛みはどうでしょうか？

Ⓟ　1時間くらい歩くと疲れるせいか痛くなります。でも，階段の昇り降りは少し楽になってきたと思います。

Ⓓ　○○さん，ちょっとここで立っていただけますか？（視診で）膝が離れてしまいますね？ 少しO脚気味のようです。靴底を見せてもらえますか？ ずい

168　第13章　膝痛（膝の骨関節炎）

ぶん外側がすり減っています。○○さんの足にあった足底板（インソール）を入れましょう。特に外側が厚いインソールを使うと，膝の内側だけではなく，膝に均等に力がかかるので，痛みが減ると思います。最近，個人の足に合わせたテーラーメイドのインソールを作製してくれる店が増えてきました。この近くだと駅前の靴屋で作ってくれますよ。試してみてもらえますか？

[今回の追加生活処方箋]

処方箋

#4　インソールを使ってみる。
1カ月後受診まで有効

2カ月後の外来

足腰の十分なストレッチで膝痛を防ぐ

医師　7 kg やせました。がんばっていますね。どんな工夫をされていますか？

患者　インソールを入れたせいか，1時間以上歩いても膝が痛まなくなりました。天気のよい日はだいたい2時間くらい歩くようにしています。

　○○さん，そちらに立って膝を曲げずに前屈して手指を床に着けますか？（やるのをみて）腿の後ろの筋肉（ハムストリング）が硬いようです。今度はこちらの低い椅子に座っていただけますか？ 手を使わずに立てますか？（なかなか立てないのをみて）腿の前の筋肉（四頭筋）の力が弱くなっています。腿の前面の筋肉は4つあるので四頭筋と呼ばれますが，外側3つの筋肉が内側の筋肉（内側広筋）より強いと，膝を曲げるたびに膝蓋骨が外側に引かれるため，これもO脚と膝痛の原因になります。さらに腿の筋肉はお尻やお腹の筋肉とも連動します。ですから足腰の十分なストレッチと，バランスのとれた筋力アップが重要となります。ご自宅でもできるストレッチをお教えしますので，寝る前に試してみていただけますか（図1）？

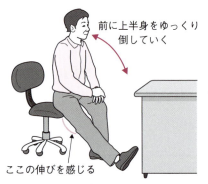
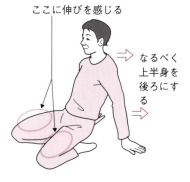

ハムストリングのストレッチ　　正座による四頭筋のストレッチ

図1　家でできるハムストリング，大腿四頭筋のストレッチ法

[今回の追加生活処方箋]

処方箋

#5　自宅で簡単なストレッチ（毎日）。
1カ月後受診まで有効

3カ月後の外来

内側広筋を鍛え，加重に負けない健脚づくりを

医師　膝の調子はいかがですか？
患者　はい，おかげさまでほとんど痛まなくなりました。
医師　「ほとんど」ということはもう一息ですね。今度は家でもできる筋トレプログラムをご紹介します（図2）。週に2回で大丈夫なので試してみてください。

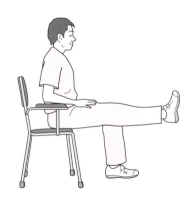 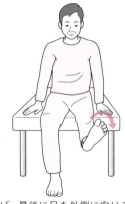

座りながら足を上げる。左右10回ずつを3セット。

足を上げ、最後に足を外側に向けると内側広筋が鍛えられるので、O脚が治り、膝への負担を軽減できる。

図2　家でできる大腿四頭筋，内側広筋の鍛え方

［今回の追加生活処方箋］

> 処方箋
>
> #6　自宅で簡単な筋トレ（週2回以上）。
> 1カ月後受診まで有効

4カ月後の外来

患者　調子よいです。膝も痛むことはなくなりました。歩くスピードも若い人に引けをとらないくらいになったのですよ。

医師　○○さん，ここまでくれば不安なく国内旅行もできますね？

ああ，そうでしたわ。早速，近所の友達に声をかけてみようかしら。

Theエビデンス

治療❶ 半月板変性断裂に対して手術するべきか？

半月板変性断裂の140人（ただしX線写真上，骨関節炎なし）に対して，理学療法士のもとで12週間の運動をする群と，関節鏡視下半月板部分切除術をする群にランダムに振り分け，2年間経過観察をしました。その結果，膝の痛みや機能などに差は認められませんでしたが，筋力の強化，症状の改善は運動群でみられました。中等症の骨関節炎がある場合でも同様の結果でした（図3）。

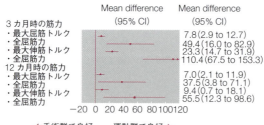

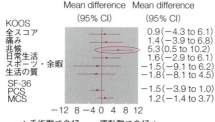

図3 手術より理学療法のほうが良い
(Kise NJ, et al : Exercise therapy versus arthroscopic partial meniscectomy for degenerative meniscal tear in middle aged patients : randomised controlled trial with two year follow-up. BMJ 354 : i3740, 2016/Katz JN, et al : Surgery versus physical therapy for a meniscal tear and osteoarthritis. N Engl J Med 368 : 1675-1684, 2013 より改変)

生活❶ 膝の骨関節炎に対して食事療法，運動療法，どちらが有効か？

55歳以上で過体重・肥満を認める膝骨関節炎患者454人を体重の10%を減らす食事群，運動群，食事＋運動群にランダムに振り分け，18カ月経過観察したところ，食事＋運動群が機能，痛みともに改善していました（図4）。

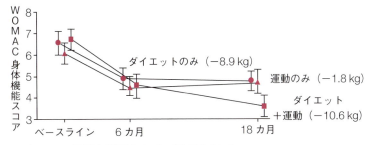

図4 ダイエットに運動を併用することで膝が良くなる
(Messier SP, et al：Effects of intensive diet and exercise on knee joint loads, inflammation, and clinical outcomes among overweight and obese adults with knee osteoarthritis：the IDEA randomized clinical trial. JAMA 310：1263-1273, 2013 より改変)

[文献]
1) da Costa BR, et al：Effectiveness of non-steroidal anti-inflammatory drugs for the treatment of pain in knee and hip osteoarthritis：a network meta-analysis. Lancet 390：e21-e33, 2017
2) Clegg DO, et al：Glucosamine, chondroitin sulfate, and the two in combination for painful knee osteoarthritis. N Engl J Med 354：795-808, 2006
3) Rutjes AW, et al：Therapeutic ultrasound for osteoarthritis of the knee or hip. Cochrane Database Syst Rev. 2010 Jan 20；(1)：CD003132
4) Foster NE, et al：Acupuncture as an adjunct to exercise based physiotherapy for

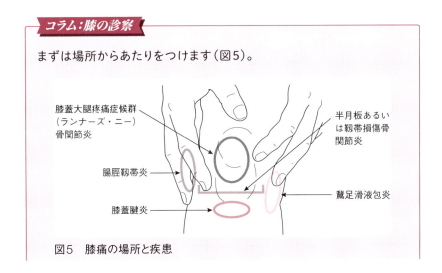

図5 膝痛の場所と疾患

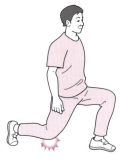

a. 膝蓋大腿部症候群

膝を曲げて深く腰を落としたとき、膝に強い痛みを感じる。

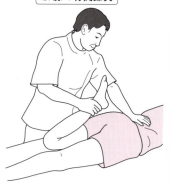

b. 膝の骨関節炎

曲げ終わりでの感触・抵抗があれば骨関節炎の合併を疑う。

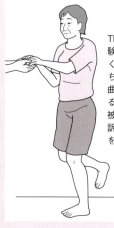

c. 半月板損傷

Thessaly テスト：被験者は検者の手を軽く持ち、痛い足で立ち、膝を20°くらい曲げ、身体を内旋あるいは外旋する。被験者が膝に痛みを訴えるかクリック音を聞けば陽性。

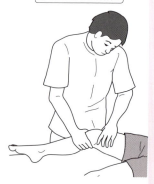

d. 前十字靱帯断裂

前方引き出し(Lachman)テスト：膝を少し曲げ、脛骨を検者側に引き、3 mm 以上動けば陽性。

図6　診断の決め手になる所見

膝蓋大腿疼痛症候群（図6a）：図のような姿勢をとったとき（ランジ），痛みのため深く曲げられなければ診断できます。通称ランナーズ・ニーですが，スポーツをやっている人だけではなく，膝の痛みで受診する

人の多くがこの疾患です。もしも長年にわたるランニングが原因であれば，痛みがとれるまで自転車や水泳など膝への負担の軽いものに切り替えます。

膝の骨関節炎（図6b）：うつぶせで膝を曲げたとき，曲げ終わりでの抵抗・痛みがある場合，膝の骨関節炎を考えます。膝蓋大腿疼痛症候群だけであればこの検査が陰性です。

半月板損傷（図6c）：膝が腫れている，膝関節線部に沿った痛みがあれば，半月板損傷を考えます。Thessaly テスト 陽性で診断できます。

前十字靭帯断裂（図6d）：若者では運動中（バスケットボール，サッカー，スキーなど）の怪我として発症します。前方引き出しテストなどで確認します。

osteoarthritis of the knee : randomised controlled trial. BMJ 335 : 436, 2007

5) Skou ST, et al : A Randomized, Controlled Trial of Total Knee Replacement. N Engl J Med 373 : 1597-1606, 2015

6) Uthman OA, et al : Exercise for lower limb osteoarthritis : systematic review incorporating trial sequential analysis and network meta-analysis. BMJ 347 : f5555, 2013

7) Parkes MJ, et al : Lateral wedge insoles as a conservative treatment for pain in patients with medial knee osteoarthritis : a meta-analysis. JAMA 310 : 722-730, 2013

8) Englund M, et al : Incidental meniscal findings on knee MRI in middle-aged and elderly persons. N Engl J Med 359 : 1108-1115, 2008

第14章　軽度認知症（認知症）

最近よく物忘れをするんです

CASE

主訴　最近よく物忘れをするんです
症例　67歳男性。健忘症を主訴に来院。会社社長。スケジュールを覚えられず秘書に知らせてもらうようにしている。会議の内容も忘れることが多いのでメモの量が増えた。最近2年間で徐々に悪化している。しかし重要なことは忘れない。日常生活に支障はなく，車も運転できている。4つの単語を覚えてもらうと，思い出すのに多少時間はかかった。健診では，軽度聴力低下を指摘された以外，体重，血圧，血糖および脂質検査値に異常はない。

診療のポイント Point

軽度認知障害（mild cognitive impairment：MCI）は正常と認知症の中間に位置し，65歳以上の10～20%が該当します。誰でも物事を忘れることはあります。しかし，MCIでは今まで普通に記憶できていたこと，たとえば人と会う約束，電話や会議の内容を忘れてしまいます。社会生活は普通にできるので，このような変化には家族や秘書など近しい人しか気づかないかもしれません。一方，認知症まで進行すると日々の暮らしに支障をきたします。特別な認知機能テスト，$APOE\varepsilon4$遺伝子やMRI, PETなどの特殊な検査をせずとも，この患者さんはMCIと診断できます。

治療のエビデンス

△　**抗認知症薬**　薬では軽度認知症のアルツハイマー病への進行を阻止で

きない[1]

○ **抗認知症薬**　アルツハイマー病の診断がつけば薬物治療の適応となるが，その効果は数カ月認知機能低下を先延ばしするだけで，治癒させるものではない[2]

生活のエビデンス

アルツハイマー病リスク減

○ **節酒** ──────────── ⇩?
週にビール中びん4本，ワインボトル1本，日本酒4合，焼酎2合半，ウイスキーダブル4杯以上で海馬が3〜6倍のリスクで萎縮しやすくなる（➡p183 生活❶）

◎ **健康的な食事** ──────── ⇩53%
MIND推奨；緑色野菜，ベリー，オリーブオイル，魚，ナッツ，豆，鶏肉，全粒粉，1日1杯のワイン（➡p184 生活❸）

○ **睡眠** ──────────── ⇩40%
7時間以上ぐっすり眠れる[3]

○ **社会性** ──────────── ⇩30%
知り合いが多いほど，認知症にはなりにくい[4]

△ **過労** ──────────── ↑10%
週49時間以上働くと，10%認知症のリスクがアップする[5]

△ **認知機能訓練** ──────── ⇩?%
運動習慣，有酸素運動＋ウエイトトレーニング，体重コントロール，薬物治療[6]（明確なエビデンスはまだ存在しない）

△ **慢性疼痛** ──────────── ↑2.2%
慢性疼痛があると，認知症発生リスクが2.2%高まる[7]

改善可能な認知症リスク因子として低学歴，高血圧，肥満，聴力低下，喫煙，うつ，運動不足，社会的孤立，糖尿病が知られている[8]。一部は心血管疾患リスクと同じである。しかし，禁煙，運動習慣を推奨し，健康的な食習慣をアドバイスして体重，血圧，血糖値を正常化するべく投薬も含め強力に介入する群と，通常診療群とにランダムに割り付け7年追跡調査した研究では認知症の発症割合は同じだった[9]。米国において肥満・糖尿病は増えているが，認知症の発症率は減っている[10]。以上から，高血圧，肥満，高血糖，脂質異常症などの心血管疾患リスクをケアしているだけでは認知症を予防できない可能性がある。残念ながらランダム化比較試験で認知症を明らかに予防できたエビデンスはないが，最近の興味深い知見として「The エビデンス（p183〜186）」に紹介した。

患者さんの生活習慣　大学を卒業してから仕事一筋で定期的に運動する習慣はない。飲酒は会食や飲み屋でほぼ毎日，週平均ウイスキーなど10〜15杯。仕事が忙しく，週に50時間くらいは働いている。帰宅も夜10時前後で，就寝は夜中の2時くらい。明け方トイレに起き，それからは眠れない。非喫煙者。独身。

　67歳で会社社長という重責を担い，睡眠不足と飲酒などの生活習慣が，認知機能を落としている可能性があります。運動を取り入れるなどして，睡眠薬を内服せずに十分な睡眠がとれる生活リズムをつくります。アルコールも興奮作用があり深い睡眠を妨げるので，離脱できるに越したことはありません。

\ Value Talk /

バリュー・トーク

　軽度認知障害という診断名を告げると，患者さんは「この会社は私が30代のときに創業し，順調に成長してきました。しかし，10年くらい前より商品が売れにくくなってきました。もう少し好転してから，会社を後継者に引き継ぎ，自分は引退したいと考えています。あと何年で認知症になるのでしょうか?」という切実な悩みがあることがわかりました。これに対して「認知障害」という言葉が入っていますが，この病名がついても全員が日常生活に支障をきたすような認知症に至るわけではありません。軽度認知障害は年間15%，生涯を通じて70%がアルツハイマー病へと進行します。しかし，裏を返せば30%はアルツハイマー病に至らないか，正常に戻ります」と誤解を解き，「そこでアルツハイマー病になりやすい習慣を生活のなかからできるかぎり排除するようにしましょう」と伝えました。まず，現在の日常生活を聞き出し，本人の「会社を再生させる」というバリューを最優先しつつも，認知機能を落としうる生活習慣を1つずつつぶしていくことが重要です。

第1回目の外来

飲酒による睡眠の質低下が物忘れを助長する

医師　○○さんは夜，あまり眠れていないようですね。記憶は7時間以上ぐっすり寝ないと定着しません。実際，7万人のデータ解析で，○○さんと同じくらいの睡眠時間では，健忘症リスクを4倍近く増やすことがわかっていますし，アルツハイマー病になるリスクも60%程度増加します[3]。なぜ眠れないのでしょう?

患者　やはり仕事のストレスが大きいと思います。いろいろなことが心配で，アルコールや薬に頼らないと，夜中まで眠れません。

医師　特に週49時間以上働く人では，アルコール依存に至るリスクが高まります[5]。飲酒は睡眠の質を落とすだけではなく，脳の海馬という記憶に重要な場所を萎縮させるので，○○さんのお酒を飲む習慣も認知症のリスクを上げている可能性があります(➡p183 生活❶)。

患者　えっ? ほどほどの飲酒は身体によいと聞きました。だから習慣にしてい

たんですけど……。でも，物忘れがひどくなったタイミングと飲酒の量が増えたのとは同じタイミングかもしれません。そして眠れなくなった時期とも重なります。50代の頃までは会食では酒も飲みましたが，一人で飲んで帰ることはありませんでした。

Ⓓ　なるほど，○○さんの場合，仕事上のストレスとともに飲酒量が増え，帰宅が遅くアルコールの作用により質の高い睡眠が得られない。すなわち睡眠不足のせいで物忘れが増え，そのことでさらに仕事の効率が落ちストレスが助長されている，といった悪循環に陥っているようです。

Ⓟ　たしかに，おっしゃるとおりだと思います。まずは仕事のつき合い以外，まっすぐ家に帰ることから始めてみようと思います。

Ⓓ　では，まずそのあたりから始めてみましょうか。もしも，それでも眠れないというようでしたら，スポーツ・ジム通いなども考えてみてくださいね。

［今回の生活処方箋］

処方箋

#1　会食がない日はまっすぐ帰宅し，飲酒は控える。
1カ月後受診まで有効

1カ月後の外来

Ⓓ　医師　○○さん，調子のほうはいかがですか？

Ⓟ　患者　はい，わりと寝られるようになりました。まず，重要でない会食は入れない，仕事が終わったらまっすぐ帰宅，一人で飲酒しないようにすることから始めました。それでも，夜中まで寝つけないものですから近所のジムに通い始めました。お金はかかりますが，パーソナル・トレーナーについてもらって，筋トレやストレッチをやっています。それからは，夜間も熟睡できるようになりました。

Ⓓ　それはよかったです。楽しそうですね？　前回より表情が明るくなりました。

180　第14章　軽度認知症（認知症）

ええ，そこのジムが雰囲気がよくて，トレーナーの方たちだけでなく，同年代のジム仲間もできました。仕事モードをジムでしっかりとオフに切り替えてから帰宅するといったイメージです。最近はほぼ毎日通っています。

それはさらによかったです。運動自体が認知症を予防できるかは議論の余地がありますが（➡p184 生活❸），仲間が多いほうが認知症になりにくいとされています[4]。また，トレーナーの指導を受けながら身体のいろいろな箇所に神経を集中すること（マインドフルネスの技法の1つでもある）も，仕事モードをオフに切り替え，認知症の予防に役立っていることでしょう[11]。ところで，物忘れのほうはどうでしょうか？

ああ，そういえばなんとなく，よくなってきたようにも思います。

では，今の生活をもう少し続けてみましょう。

［今回の追加生活処方箋］

> **処方箋**
>
> #2　ジムに通う。
> 1カ月後受診まで有効

2カ月後の外来

認知症を予防する確立された方法はない

患者　先生，この2カ月でだいぶ物忘れが減ってきました。ところで，脳の健康によいサプリメントの宣伝を目にします。サプリは物忘れに効きますか？

医師　70歳以上の認知症ではないが物忘れが気になる1,680人を対象に，認知機能訓練＋運動群，魚の脂に含まれるEPA，DHAと呼ばれる多価不飽和脂肪酸のサプリメント，両方のサプリを内服する群，EPAのみ内服する群，DHAのみ内服する群，どちらのサプリも摂らない群の4群にランダムに割り付け3年間観察し続けて，認知症の発生割合を比較した研究があります[12]。その結果はどうなったと思いますか？

バリュー・トーク　181

両方のサプリを飲んだ群がいちばん認知症になりにくかったとか？

　　　いえ，4群間で全く差がなかったんです。ほかにもビタミンD[13]や野菜・果物が多い食事（➡p183 生活❷）が認知症を予防するとする研究もありますが，ランダム化比較試験が行われておらず，まだ結論には至っていません。

　　　そうですか。認知症の予防法であまり確立されたものはないのですね。

　　　脳に刺激のある趣味があるとよいのですが，○○さんは休みの日は何をされていますか？ 最近発表された医学論文で，次のなかから認知機能の低下を予防できるものが3つあると報告されました[14]。①読書，②ゲーム，③工芸，④コンピュータ，⑤社会活動，どれだと思いますか？

　　　ゲームでしょうか？

　　　いえ，工芸，コンピュータ，社会活動の3つでした。

　　　工芸ですか… 若い頃，彫金を習ったことがあるんですよ。また，昔に戻って始めてみようかな。

　　　では，また来月お会いします。

[今回の追加生活処方箋]

処方箋

#3　彫金などの工芸を始める。
1カ月後受診まで有効

Ｔｈｅエビデンス

生活❶ アルコールは海馬を萎縮させる

アルコール依存ではない平均43歳の男女550人を30年間追跡調査しました。その結果，週にワイン（175 mL）5杯，ビール（568 mL）4杯以上の中程度の飲酒量で海馬の萎縮がみられることがわかりました（表1）。酒を多く飲めば飲むほど海馬が萎縮する傾向にありました。認知症を心配するのであれば，なるべく飲酒は避けるべきでしょう。

表1 飲酒は海馬萎縮させる

飲酒量	右海馬萎縮		左海馬萎縮	
単位/週	オッズ比	P値	オッズ比	P値
0≦ ＜1	1	-	1	-
1≦ ＜7	1.5	0.3	1.3	0.5
7≦ ＜14	2.0	0.1	1.4	0.4
14≦ ＜21	3.4	0.007	1.9	0.1
21≦ ＜30	3.6	0.009	1.9	0.2
30≦	5.8	＜0.001	5.7	0.01

(Topiwala A, et al : Moderate alcohol consumption as risk factor for adverse brain outcomes and cognitive decline : longitudinal cohort study. BMJ 357 : j2353, 2017より改変)

生活❷ 運動不足が先か，認知機能低下が先か？

1985〜1988年，当時35〜55歳だったロンドン市民1万人以上の運動量をモニターしながら28年間の追跡調査が実施されました（Whitehall Ⅱ cohort study）。途中から運動を推進するキャンペーンが実施され，人々の軽度の運動時間が増えています。認知症の患者さんでは，診断がつく10年ほど前から中等度から激しい運動をする時間が減りはじめ，6〜7年前から軽い運動でさえも減りはじめます（図1）。つまり，運動不足が認知症の原因ではなく，認知症の予兆として運動量が減ってくるということになります。

一方図2は，運動だけではなく，食事，認知機能訓練，心血管疾患のリスク（高血圧，肥満など）をモニターし，必要があれば主治医からの処方をうながした調査の解析です。その結果，高次脳機能は改善しましたが，記憶は改善しませんでした。よって，これらも認知機能低下を予防するものではないでしょう。

しかし，運動は，高血圧，肥満，糖尿病など，心血管疾患リスクを下げるので，推奨して悪いことはありません。

183

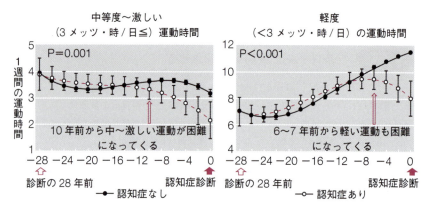

図1 認知症発症の予兆として運動量が減りはじめる
(Sabia S, et al : Physical activity, cognitive decline, and risk of dementia : 28 year follow-up of Whitehall II cohort study. BMJ 357 : j2709, 2017より改変)

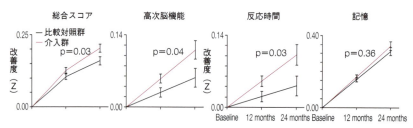

図2 運動，食事，認知機能訓練により高次脳機能は改善するが記憶は改善しない?
〔A 2 year multidomain intervention of diet, exercise, cognitive training, and vascular risk monitoring versus control to prevent cognitive decline in at-risk elderly people(FINGER) : a randomised controlled trial. Lancet 385 : 2255-2263, 2015〕

生活❸ 最近注目の食事療法：MIND とは？

　マインド・ダイエットとは，緑黄色野菜（1日1回），ブルーベリー，ストロベリーなどのベリーのつく果物（少なくとも週に2回），ナッツ（スナックとして），豆（2日に1回），全粒粉（1日3回），魚（少なくとも週に1回），鶏（少なくとも週に2回），オリーブオイル，ワイン（グラス1杯）を摂るべき食品として，赤身肉，バター＆マーガリン，チーズ，菓子パン，パイ，ケーキ，お菓子，揚げ物，ファストフード食を避けるべき食品とした食事法です。
　58〜98歳の男女923人を食事アンケートによりMIND（Mediterranean-DASH Intervention for Neurodegenerative Delay），地中海料理（第3章第9章参照），DASH（Dietary Approaches to Stop Hypertension）（第1章参照）の3種の食事法をどの程

度守れているか（しっかり守れている，まあまあ守れている，ほとんど守れていない）の3群に分け，前向きコホート研究として平均4.5年調査しました（図3）。その結果，MINDをしっかり守った場合は，ほとんど守れなかった場合より53%も認知症の発症を抑制していました。まあまあ守れていた場合でも35%リスクが低減しています。一方，地中海料理およびDASHでは，認知症の発症抑制効果はしっかり守れた場合のみにおいて認められ，それぞれ54%，39%でした。

さらに2万7,860人を対象とした高血圧の二重盲検無作為比較試験のコホートにおいて，modified Alternative Healthy Eating Index（mAHEI）で評価した食事内容とMini-Mental State Examination（MMSE）による認知機能なども4.6年間追跡調査されており，その関連性が示されました（図4）。AHEIとは，ポテトを除く野菜は1日5皿以上，果物は1日4皿以上，ナッツ・豆は1日1回以上，全粒粉は男性1日90g以上，女性1日75g以上，赤身肉・加工肉はゼロ，果物ジュースも含むジュース全般はゼロ，を摂る食事法です。mAHEIスコアが36点以上の健康的な食事をとっていると，MMSE 3点以上の認知機能低下が24%抑制されるという結果でした。mAHEI 36点以上の食事はMINDと類似します。

以上，2つのエビデンスはいずれも観察研究ですが，比較的似た健康的食事メニューなので，認知症予防食としての可能性が高いと筆者はみています。

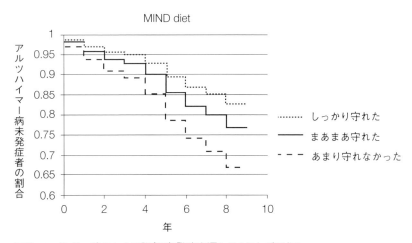

図3 マインド・ダイエットで認知症発症を遅らせることができる
(Morris MC, et al : MIND diet associated with reduced incidence of Alzheimer's disease. Alzheimers Dement 11 : 1007-1014, 2015 より改変)

認知機能低下（MMSE で 3 ポイント以上低下）で評価

	全体	mAHEI	ハザード比	95%信頼区間		イベント発生	対象数
悪い食生活 ↑	Q1	16	1.00	-	-	987	5459
	Q2	21	0.98	0.89	1.08	1012	5498
	Q3	24	0.91	0.82	1.02	952	5570
よい食生活 ↓	Q4	29	0.96	0.85	1.07	966	5646
	Q5	36	0.76	0.66	0.86	782	5687

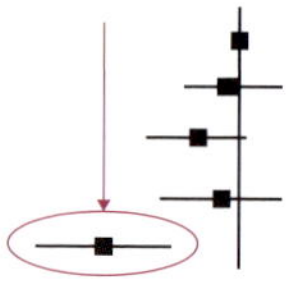

mAHEI 36 前後のよい食事をしていると，認知機能は低下しにくい

図4　mAHEI ダイエットで認知機能は低下しにくい
(Smyth A, et al : Healthy eating and reduced risk of cognitive decline : A cohort from 40 countries. Neurology 84 : 2258-2265, 2015 より改変)

［文献］

1) Petersen RC, et al : Vitamin E and donepezil for the treatment of mild cognitive impairment. N Engl J Med 352 : 2379-2388, 2005

2) Howard R, et al : Donepezil and memantine for moderate-to-severe Alzheimer's disease. N Engl J Med 366 : 893-903, 2012

3) Lopez R, et al : Temporal Changes in the Cerebrospinal Fluid Level of Hypocretin-1 and Histamine in Narcolepsy. Sleep. 2017 Jan 1 ; 40(1). doi: 10 [Epub ahead of print]

4) Rafnsson SB, et al : Loneliness, Social Integration, and Incident Dementia Over 6 Years : Prospective Findings From the English Longitudinal Study of Ageing. J Gerontol B Psychol Sci Soc Sci 2017 Jun 27. doi: 10 [Epub ahead of print]

5) Virtanen M, et al : Long working hours and alcohol use : systematic review and meta-analysis of published studies and unpublished individual participant data. BMJ. 2015 Jan 13 ; 350 : g7772

6) Ngandu T, et al : A 2 year multidomain intervention of diet, exercise, cognitive training, and vascular risk monitoring versus control to prevent cognitive decline in at-risk elderly people(FINGER) : a randomised controlled trial. Lancet 385 : 2255-2263, 2015

7) Whitlock EL, et al : Association Between Persistent Pain and Memory Decline and Dementia in a Longitudinal Cohort of Elders. JAMA Intern Med 177 : 1146-1153, 2017

8) Livingston G, et al : Dementia prevention, intervention, and care. Lancet 390 : 2673-2734, 2017.

9) Moll van Charante EP, et al : Effectiveness of a 6-year multidomain vascular care intervention to prevent dementia(preDIVA) : a cluster-randomised controlled trial. Lancet 388 : 797-805, 2016

10) Satizabal CL, et al : Incidence of Dementia over Three Decades in the Framingham

Heart Study. N Engl J Med 374 : 523-532, 2016

11) Gard T, et al : The potential effects of meditation on age-related cognitive decline : a systematic review. Ann N Y Acad Sci 1307 : 89-103, 2014

12) Andrieu S, et al : Effect of long-term omega 3 polyunsaturated fatty acid supplementation with or without multidomain intervention on cognitive function in elderly adults with memory complaints (MAPT) : a randomised, placebo-controlled trial. Lancet Neurol 16 : 377-389, 2017

13) Littlejohns TJ, et al : Vitamin D and the risk of dementia and Alzheimer disease. Neurology 83 : 920-928, 2014

14) Krell-Roesch J, et al : Association Between Mentally Stimulating Activities in Late Life and the Outcome of Incident Mild Cognitive Impairment, With an Analysis of the APOE ε4 Genotype. JAMA Neurol 74 : 332-338, 2017

第15章　がん

大腸がんを予防したいのですが，スクリーニング検査を受ければ十分ですか？

CASE

主訴　大腸がんを予防したいのですが，スクリーニング検査を受ければ十分ですか？

症例　55歳男性。会社員。便通異常なく血便もないが，会社の同じ年齢の同僚が大腸がんと診断されたため心配になって受診。身長170 cm，体重73 kg，BMI 24.9。血圧139/88 mmHg。空腹時血糖95 mg/dL，HbA1c 5.5%，LDLコレステロール146 mg/dL，HDLコレステロール36 mg/dL。大きな疾患の既往はなく，現在内服中の薬もない。父方の祖父が70歳頃に大腸がん，母方の祖父が62歳時に胃がんの診断を受け，のちに死亡している。他に大腸がんはない。

60歳未満で発症した大腸がん患者は1, 2親等内の血族にはおらず，ハイリスクではなさそうです。脂質異常症があります。

治療のエビデンス

大腸がんスクリーニング

便潜血検査　◎　大腸がんによる死亡をリスク差で0.9%ないしはリスク比で33%減らす（➡p197 治療❶）

△　すべての原因による死亡（総死亡）を減らすことはできない（➡p197 治療❶）

S 状結腸内視鏡検査

◎　大腸がんによる死亡をリスク比で 30% 減らす（➡p198 治療❷）

△　すべての原因による死亡（総死亡）を減らすことはできない（➡ p198 治療❷）

生活のエビデンス

✕　**赤身肉**　⇧赤身肉を毎日食べるとほとんど食べない場合に比べて大腸がんの発症リスクが 2.5 倍になる。（➡p198 生活❶）

✕　**喫煙**　⇧喫煙者では非喫煙者より肺がん発生リスクが 15〜20 倍高いが，それ以外のがんも 2 倍前後増える[1]。

✕　**肥満**　↑BMI 30 以上の肥満により 30〜70% 大腸がん死亡リスクが上昇する（男性）[2]。

○　**食事**　⇩健康的な食生活で 10〜30% 大腸がん発生を抑制[3]。

○　**運動**　⇩激しい運動で 21% 大腸がん発生を抑制（➡p199 生活❷）。大腸がんを発症したあともウォーキングにより再発・死亡を 30% 抑制できる（➡p199 生活❸）。

✕　**飲酒**　アルコール関連のがん（口腔，食道，胃，大腸，肝臓，乳，卵巣，頭頸部）は飲酒により 51% 増加する。一方，心筋梗塞は減少する[4]。

　健康的な食事と運動で大腸がんの発症リスクを半減できる[5]。喫煙は肺がんのリスクを 10〜20 倍引き上げるのは有名な話だが，大腸がんを含むその他のがんの発症リスクも 2 倍前後に上昇させる。アルコールも口腔，食道，胃，大腸，肝臓，乳，卵巣，頭頸部がんの発症リスクを上げる。

患者さんの生活習慣　会社ではオフィスワークが中心。たばこは吸わないが，飲酒はビール，日本酒で1日平均1〜2杯。魚よりも肉，玄米よりも白米が好み。野菜・果物はあまり食べない。スナックや菓子はよく食べる。運動習慣はほとんどない。

診療戦略 Strategy　検査を受ける場合，受けない場合のベネフィットとリスクを死亡率も含めて説明したうえで，本人に選択してもらいます。並行して，食生活の見直し，特に加工肉や赤身肉の摂取を減らし，魚，鶏肉，豆やナッツを増やします。白米を玄米に替え，揚げ物やスナックを野菜・果物に替えてもらいます。また，デスクワークが多い職種なので，運動習慣も取り入れるべきでしょう。

\ Value Talk /

バリュー・トーク

　治療のエビデンスを話すと，「検査を受ければ 100% 大腸がんを予防できるものと思っていました。途中までの内視鏡で 30%，かなり奥までファイバーを入れても 60% しか予防できないのですね[6]」。しかも「すべての原因による死亡が減らない」というのはとてもショッキングでした。でも，よく考えてみると当たり前ですよね。大腸がんスクリーニング検査は大腸がん以外のがんや心臓病，脳卒中の予防には全くなりませんから」と返してくれました。「昔，がんは助からない病気でしたが，最近は診断・治療法も進歩してきたので，スクリーニング検査ではなく症状がでてから大腸がんの診断を受けた場合でも治るケースが増えてきました。その結果，スクリーニング検査を受ける場合と受けない場合で治癒率に差がなくなってきているのだと思います」とコメントしました。これに対して「今回，同僚が大腸がんになって近く手術をするという話が，大腸がん予防の強い動機づけになりました」と検査を受ける意欲を語ってくれました。「肛門からの内視鏡検査でも，便潜血検査でも，大腸がんの発見率に大差はなく[7]，その後の大腸がんによる死亡も30%くらいしか減らないのであれば，まず便潜血検査を受けて，陽性だったら内視鏡検査を受けたいと思います。肛門からの内視鏡検査はできれば受けたくないので」と，簡単な検査を選択しました。会話から本人の希望（バリュー）は大腸がんスクリーニング検査を受けることではなく，大腸がんを予防することであるのは明らかです。ですから，検査陰性で診療終了ではなく，大腸がんになりにくい生活習慣を継続指導していくことが重要です。

2週間後の外来

便潜血検査を生活習慣見直しのきっかけに

Ⓓ 医師　前回外来で実施した便潜血検査の結果は陰性でした。よかったですね。年に 1 回くらいのペースで続けるようにしましょう。

Ⓟ 患者　本当によかったです。今日まで，検査が陽性だったらどうしようと気が気ではありませんでした。でも，大腸がんにはなりたくないので，これをよい機会ととらえて生活習慣を徹底的に見直したいと思います。どこを変えた

らよいか教えてください。

（D）　○○さんは悪玉（LDL）コレステロールが高めで，善玉（HDL）コレステロールが低いので，食生活における油のとり方から見直していきましょう。これを改善することは大腸がん発症の予防にもつながるのですよ。ところで，○○さんはサラミ，ソーセージ，ハムなどの加工肉やレバーを食べますか？

（P）　スパム缶も加工肉ですよね？　これは晩酌の友で，しばしば食べていますね。あとはビールに合うので，ハムやサラミなどもよく食べます。

（D）　2015年，WHO の国際がん研究機関は加工肉を発がん物質に指定しました。また牛肉，豚肉，羊肉などの赤身肉もおそらくは発がん性があるだろうと声明を出しました。世界がん研究基金も加工肉はなるべくとらないように，赤身肉も週に 500 g 未満にするよう勧告しています。毎日牛，豚，羊（赤身肉）を食べると，ほとんど食べない人に比べて 2.5倍，加工肉やレバーを週に 2〜4回とると 2倍，大腸がんになりやすくなります（➡p198 **生活❶**）。一方，魚や鶏肉（白身肉）をいくら食べても大腸がんのリスクは上がりません。最終的には加工肉をなるべく控えていただき，赤身肉を白身肉に置き換えることを目標にしたいと思います。酒のつまみは加工肉からナッツに置き換えられるとよいのですが……。ナッツも週に 2回以上食べるとがんによる死亡率が 10%前後下がります[8]。ただ，無理は禁物です。どのへんならできそうですか？

（P）　そうですね。まずは加工肉やレバーをナッツに置き換えるところからやってみます。これで大腸がんリスクが減るわけですよね。あとは，赤身肉を週500 g 以内，週 4回以内にとどめるように努力します。

（D）　では生活処方箋を出しますので，また 1カ月後にお会いしましょう。

［今回の生活処方箋］

処方箋

#1　加工肉，レバーをナッツに置き換える。

#2　赤身肉を週500 g 以内，週 4回以内にとどめる。蛋白質は魚，鶏肉，豆類に置き換える。

1カ月後受診まで有効

第15章　がん

> **2カ月後の外来**

あらゆる疾患予防に奏効するヘルシー・イーティング・プレート

🅟 患者　なんとか処方箋どおりがんばれました。次は何でしょうか？

🅓 医師　ハーバード大学が提唱するヘルシー・イーティング・プレート（healthy eating plate）というものを紹介しましょう（図1）。これはがんだけではなく，心臓病や脳卒中などあらゆる病気を予防するためのレシピです。〇〇さんの場合，コレステロールの検査値が正常域から外れているので，一石二鳥ですね。たとえば，バイキングでいろいろな食材を自由に選べる状況を想像してください。そして，あなたはお盆を持っている。お盆の左半分は野菜と果物。野菜のなかでも特にアブラナ科の野菜，ワサビ，辛子，大根，カブ，ブロッコリー，キャベツなど舌がピリッとするものががん予防には

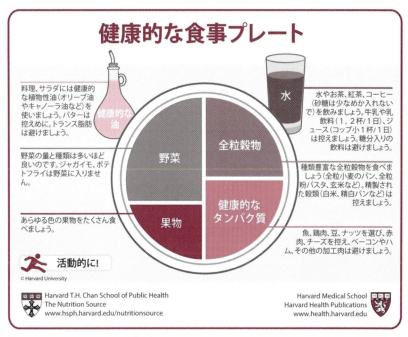

図1　ヘルシー・イーティング・プレート
[Copyright © 2011 Harvard University. 健康的な食事プレートについてのさらに詳しい情報は，ハーバード公衆衛生大学院栄養学部の栄養ソース（The Nutrition Source），http://www.thenutritionsource.org とハーバードヘルス出版，health.harvard.edu を参照してください。]

よいとされています[9]。野菜・果物はジュースなど加工したものではなく，そのものを食べましょう。右下には玄米やブラウンブレッドと呼ばれる全粒粉からつくられた穀物を載せます。パスタも全粒粉のものにします。全粒粉にこだわる理由は胚芽が残っており，食物繊維やビタミンなどが含まれているからです。戦後，日本人に大腸がんが増えたのは，食事が玄米・雑穀から白米，食パンへ，魚から肉へ変化したからともいわれています[10]。白米，食パンなどなるべく白いものは避けてください。右上半分は蛋白質です。○○さんはすでに実践されているわけですが，魚，鶏肉，豆，ナッツ類を中心として，赤身肉をあまり食べないようにし，加工肉摂取はできればゼロに抑えます。特に，脂肪は量ではなく質が重要です。オリーブ油，キャノーラ油，大豆油，コーン油，ひまわり油，ピーナッツ油などの植物性油は健康によいとされます。一方，赤身肉の白い脂，マーガリン，トランス脂肪酸を多く含む食材（➡p56）は，極力避けるようにしてください。水分は十分とってくださいね。牛乳や乳製品は，ほどほどであれば OK です。できる範囲でかまわないので，次の1カ月，実践してみてください。

Ⓟ　了解しました。がんばってみます。

［今回の生活処方箋］

> ### 処方箋
>
> **#1　ヘルシー・イーティング・プレートの実践を心がける。**
> **1カ月後受診まで有効**

3カ月後の外来

「活動的に！」過ごすという予防法

Ⓟ 患者　ヘルシー・イーティング・プレート，結構守れていると思います。妻も協力的です。ところで，気になったのですが，先週いただいた説明用紙の左下に「活動的に！」と書かれて走っている絵がありますが，これって何を意味しているのでしょうか？

🅓 医師　○○さん，よいところに気づかれましたね。普段からしっかり運動すると大腸がんの場合 20% ほど発症を予防できます（➡p199 生活❷ ）。

🅟 「しっかり」とはどの程度の運動でしょうか？

🅓 毎日2時間くらいランニングです。でもこれはかなり厳しいですね。ほとんど比叡山延暦寺の修行僧でなくてはできないでしょう。しかし，週に早歩きを150分，たとえば月～金曜まで 30分ずつやるだけでも10% 発症が予防できます。また週に 400 分ランニングすると17% 予防できます。日本人の大腸がんの 18% は運動不足に起因するというデータもあります[11]。

🅟 最近全く運動をしていなかったので，まずは歩くところから始めてみます。通勤時，1駅手前で降りて会社まで歩くようにします。

[今回の追加生活処方箋]

処方箋

#2　通勤時などを利用して，週に150分歩く。
1カ月後受診まで有効

4カ月後の外来

運動は大腸がん発症・再発予防に最も効果的

🅟 患者　この1カ月歩く習慣をつけ，最近は天気のよい日には，通勤の行き帰りや昼休み，週末を利用して，週に 300 分以上は歩いています。

🅓 医師　おお，それはすばらしいですね。食事と運動で大腸がん発症リスクを半減できたと思います。コレステロールの検査値も次回健診時は改善しているかもしれませんね。

🅟 今日は私の同僚のことで相談できればと思います。今回，大腸がんスクリーニング検査を受けるきっかけにもなった友人のことなのですが，大腸がんの手術も無事終わり，今では元気に出社しています。私が大腸がん発症予防で早歩きを始めたという話をしたら，「おまえの主治医に，大腸がんになった人でも，運動はがんの再発を予防するために有効か聞いてきてほしい」と

バリュー・トーク　**195**

言われました。その友人は主治医から運動制限は特に受けていないとのことです。

Ⓓ 大腸がん患者さん 3,000 人以上の治療後の運動量と再発・生存との関係が報告されています（➡p199 生活❸）。○○さんが今まさに実践しているウォーキングを週に 2 時間半〜5 時間行うと，がんの再発が 3 割以上抑えられ，生存率も 3 割以上高まります。

Ⓟ 3 割以上ですか！ それって，運動は大腸がんの発症予防だけではなく，診断・手術されたあとでも最もよく効く薬ということですね？ ウォーキングだったら抗がん剤のような副作用もありませんしね。すごくよいニュースです。早速，友人に伝えます。そうだ，昼休み散歩に連れ出してみよう。彼とは家族構成が似ているので，週末一緒にハイキングに出かけるのでもよいかもしれません！

Theエビデンス

治療❶ 便潜血検査による大腸がんスクリーニングは有効か？

　50〜80歳の4万6,551人を対象に毎年便潜血検査（11回検査無料），2年に1回検査（6回検査無料），通常の診療（比較対照群）の3群にランダムに振り分け，30年間経過観察しました。毎年便潜血検査による大腸がんスクリーニングを受けると，全く受けない場合と比較して大腸がんによる死亡率（術後肺炎などの治療による死亡は含まれません）が0.9%減り，比でみると3人に1人の割合で予防できていました。ところが，すべての原因による死亡率は3群間で全くといっても過言ではないくらい一致していました。この研究は30年という長期間観察したもので，参加者の7割が何らかの原因により死亡しています。2つのグラフの縦のスケールが桁違いであることに注目してください（図2）。

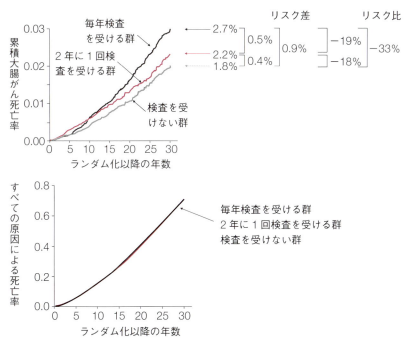

図2　毎年便潜血検査を受けると大腸がんによる死亡率は0.9%減るが，寿命が延びるわけではない
(Shaukat A, et al : Long-term mortality after screening for colorectal cancer. N Engl J Med 369 : 1106-1114, 2013 より改変)

治療❷ S状結腸内視鏡検査を受ければ長生きできるか？

17万432人をS状結腸内視鏡検査（flexible sigmoidoscopy screening）を受ける介入群と検査を受けない対照群にランダムに振り分け，17年間追跡調査しました。その結果，遠位大腸がん（直腸，S状結腸，下行結腸）の発生は41%，同部のがんによる死亡率は46%減少していました。一方，S状結腸内視鏡では見えない近位部の結腸がんの発生および死亡率は減っていませんでした。これは予想どおりであり，近位の結腸までしっかり検査できればさらに大腸がんの発生および死亡を減らせるはずです。大腸がん全体の死亡率は30%減少していました。しかし，注目すべき点はすべての原因による死亡率は介入群も比較対照群も同じであったことです（表1）。

表1　S状結腸内視鏡検査で大腸がんによる死亡は減るが，すべての原因による死亡は全く減らない

	ハザード比	95%信頼区間	P値
発生率			
すべての大腸がん	0.74	0.70～0.80	＜0.0001
遠位	0.59	0.54～0.64	＜0.0001
近位	0.96	0.87～1.06	0.436
死亡率			
大腸がん	0.70	0.62～0.79	＜0.0001
遠位	0.54	0.45～0.65	＜0.0001
近位	0.91	0.76～1.08	0.262
非大腸がん	1.00	0.98～1.03	0.736
すべての原因による	0.99	0.97～1.01	0.460

(Atkin W, et al : Long term effects of once-only flexible sigmoidoscopy screening after 17 years of follow-up : the UK Flexible Sigmoidoscopy Screening randomised controlled trial. Lancet 389 : 1299-1311, 2017より改変)

生活❶ 赤身肉，加工肉，レバーは大腸がんの発症リスクである

34～59歳の8万8,751人の女性を約6年間追跡調査しました。毎日牛，豚，羊の赤身肉を食べると，月に1回程度しか食べない人に比べて2.5倍大腸がんになりやすいことがわかりました。表2は，その食材を月に1回未満しかとらない場合と比較したときの大腸がん発症のリスク比を示しています。赤身肉，加工肉，レバーの頻繁な摂取は，大腸がんのリスクをかなり上昇させます。

表2　赤身肉，レバー，加工肉を頻繁に食べると大腸がん発症リスクが上がる

	赤身肉	加工肉	鶏肉（皮なし）	魚	レバー
摂取頻度	≧1/日	2〜4/週			2〜4/週
リスク比	2.49	1.86	リスクなし	リスクなし	2.01
95% 信頼区間	1.24〜5.03	1.16〜2.98			1.01〜4.02

(Willett WC, et al : Relation of meat, fat, and fiber intake to the risk of colon cancer in a prospective study among women. N Engl J Med 323 : 1664-1672, 1990 より改変)

生活❷　運動で大腸がん発症を予防できる

　171の運動と病気発症との関係を調査した論文（そのうち大腸がんは19）をメタ解析しました。大腸がんは乳がんよりも運動による予防効果が高く，しっかりと運動することにより21%も発症を抑制できることがわかりました。この数値は糖尿病の28%，虚血性心疾患の25%，脳卒中の26%に近いものがあります（図3）。

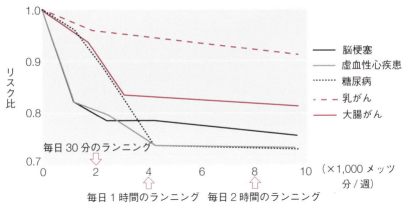

図3　毎日1時間のランニングで大腸がん発症を20%近く予防できる
(Kyu HH, et al : Physical activity and risk of breast cancer, colon cancer, diabetes, ischemic heart disease, and ischemic stroke events : systematic review and dose-response meta-analysis for the Global Burden of Disease Study 2013. BMJ 354 : i3857, 2016 より改変)

生活❸　大腸がんになった場合でも再発・死亡を予防できる

　大腸がん患者さん3,146人の診断前の運動量と診断・治療後の運動量をインタビューで定量化し，その後の再発あるいは死亡との関係を年齢，性別，がんのステージなどの多変量で補正したうえでハザード比を算出しました。ウォーキング1時間で4メッツと考えると，週に2

時間半（平日30分を5日）〜5時間（平日60分を5日）で，ほとんど歩かない人に比べて3割以上がんの再発や死亡を予防できています。一方，週に5時間以上ウォーキングをしても，この予防効果はそれ以上よくなるわけではありません。これはがんの診断・治療を受けてからでも遅いということはなく，診断前にほとんど運動していなかったという人でもがん再発のリスクを減らすことはできます。表3からは，がんの診断を受けてからウォーキングをやめてしまう人がとても多いことがわかりますが，むしろ診断を受け，手術などが終わったら積極的に取り入れるべきものです。また，興味深いことにサイクリングやスポーツではこの効果がみられませんでした。しかし，これは観察研究なので運動の予防効果を過大評価しているかもしれません。

表3　大腸がん患者さんが毎日30〜60分歩くと生存確率が30%以上高まる

運動量（メッツ・時/週）	ウォーキング		
	0〜10	10〜20	20<
診断前	851人	864人	1,370人
全生存率	1	0.78（0.65〜0.92）	0.78（0.66〜0.93）
無再発生存率	1	0.77（0.62〜0.96）	0.71（0.58〜0.86）
診断後	1,323人	658人	1,090人
全生存率	1	0.68（0.56〜0.82）	0.66（0.56〜0.77）
無再発生存率	1	0.66（0.53〜0.83）	0.72（0.60〜0.87）

(Walter V, et al : Physical activity and survival of colorectal cancer patients : Population-based study from Germany. Int J Cancer 140 : 1985-1997, 2017より改変)

[文献]

1) Jha P, et al : 21st-century hazards of smoking and benefits of cessation in the United States. N Engl J Med 368 : 341-350, 2013

2) Calle EE, et al : Overweight, obesity, and mortality from cancer in a prospectively studied cohort of U.S. adults. N Engl J Med 348 : 1625-1638, 2003

3) Park SY, et al : High-Quality Diets Associate With Reduced Risk of Colorectal Cancer : Analyses of Diet Quality Indexes in the Multiethnic Cohort. Gastroenterology 153 : 386-394, 2017

4) Smyth A, et al : Alcohol consumption and cardiovascular disease, cancer, injury, admission to hospital, and mortality : a prospective cohort study. Lancet 386 : 1945-1954, 2015

5) Kohler LN, et al : Adherence to Diet and Physical Activity Cancer Prevention Guidelines and Cancer Outcomes : A Systematic Review. Cancer Epidemiol Biomarkers Prev 25 : 1018-1028, 2016

6) Nishihara R, et al : Long-term colorectal-cancer incidence and mortality after lower endoscopy. N Engl J Med 369 : 1095-1105, 2013

7) Quintero E, et al : Colonoscopy versus fecal immunochemical testing in colorectal-cancer screening. N Engl J Med 366 : 697-706, 2012

8) Bao Y, et al : Association of nut consumption with total and cause-specific mortality. N Engl J Med 369 : 2001-2011, 2013

9) Brennan P, et al : Effect of cruciferous vegetables on lung cancer in patients stratified by genetic status : a mendelian randomisation approach. Lancet 366 : 1558-1560, 2005

10) Key TJ, et al : The effect of diet on risk of cancer. Lancet 360 : 861-868, 2002

11) Lee IM, et al : Effect of physical inactivity on major non-communicable diseases worldwide : an analysis of burden of disease and life expectancy. Lancet 380 : 219-229, 2012

索引

数字・欧文

3% ODI (oxygen desaturation index)　74

A・C

AHI (apnea hypopnea index)　75, 76
COPD　62, 71
CPAP (continuous positive airway pressure)
　　　　75, 83

D・F

DASH(Dietary Approaches to Stop Hyperten-
　　sion)　9, 18
DASH＋運動　20
FODMAP　97

H

HDL コレステロール　22, 23
HOPE 3　17

I・L

IBS (irritable bowel syndrome)　88, 98
LDL コレステロール　22

M

MCI (mild cognitive impairment)　176
MIND (Mediterranean-DASH Intervention for
　　Neurodegenerative Delay)　184

P

PACE スコア　111, 112
PM2.5　72
PSG (polysomnography)　74, 75

S・T・V

S 状結腸内視鏡検査　198
TIA (transient ischemic attack)　101, 110
VBM (Value-based Medicine)　2

和文

あ

アルコール　183
安定狭心症　115

い

インターバル・トレーニング　29
一過性脳虚血発作　101
飲酒　183

う・え

運動のやりすぎ　33
塩分制限　18〜20

か

カルシウム　131
過敏性腸症候群　88
過労　113
肩インピンジメント症候群　154, 162
肩痛　154
肩のストレッチ　160

き・く

筋機能療法　85
筋トレ　138
　　──, 肩まわりの　160
グルテンフリー食　98

け

経鼻的持続陽圧呼吸療法　75
軽度認知症　176
減塩　18〜20, 112
減量　59

こ

行動変容　3
抗血小板薬の脳梗塞予防効果　110
抗スクレロスチン抗体　131
降圧効果　17, 20
高血圧症　8
高蛋白低グライセミック・インデックス（GI）食
　　　47
腰を痛めやすい姿勢　146
骨関節炎　164
骨折の予防　138
骨粗鬆症　130
骨密度　139

さ・し

坐骨神経痛を伴う椎間板ヘルニア　151
脂質　59
脂質異常症　22
膝蓋大腿部症候群　174
膝骨関節炎　164, 172, 174
膝痛　164
終夜睡眠ポリグラフ　74, 75, 83

す

スクワット　106
スタチン　22
ストレッチ　170
睡眠時無呼吸（症候群）　74, 83

せ

生活処方箋　3
精神療法的要素　6
脊柱起立筋のストレッチ　149
前十字靭帯断裂　174

た

タオルストレッチ　158
多価不飽和脂肪酸　59
大腿四頭筋　171
大腸がん　188, 197
大腸がんスクリーニング　188
炭水化物　113

ち・つ

地中海料理ダイエット　46
腸腰筋のストレッチ　147
椎間板ヘルニア　142, 151

て

低脂肪ダイエット　45
低炭水化物ダイエット　45, 46
転倒予防　140

と

トランス脂肪酸　59
糖尿病　49
糖尿病発症予防効果　59

な・に

内側広筋　171
認知症　176, 183

の

脳梗塞 110
脳卒中 101, 110

は

ハムストリングのストレッチ 170
バランス（の）練習 137, 140
半月板損傷 174
半月板変性断裂 172

ひ

ビスホスホネート 131
ビタミンD 131, 140
肥満症 35
膝
—— の骨関節炎 164
—— の診察 173

ふ

プランク 149
振り子運動 157

へ・ほ

ヘルシー・イーティング・プレート 193

閉塞性睡眠時無呼吸 74
便潜血検査 197
飽和脂肪酸 113

ま・む

マインドフルネス 153
マッケンジー体操のストレッチ 147
慢性閉塞性肺疾患 62
慢性腰痛 152
無呼吸低呼吸指数 75

め

メッツ（METs） 27
メトホルミン 59

ゆ・よ

指歩行 159
腰痛 142, 151

ら・ろ

ランジ 107
労働時間と脳卒中 114